JN300091

First Steps in Brain Science

脳入門のその前に

徳野博信【著】

共立出版

まえがき

　先年,【脳 -「かたち」と「はたらき」】という本を翻訳出版しました．この本の原著は，おもに大学の新入生たちのためのものです．著者のワトソンたちが，とても苦心しながら書きました．（オーストラリアでは，高校生の読者も増えているそうです．）複雑な脳について，できるだけやさしくていねいに説明しようとした教科書です．カラーの写真や模式図をたくさん使っています．しかし，たとえこの本を使ったとしても，若い人たちが脳の全体像についてきちんと理解することは，なかなか大変なことだろうと，翻訳しながらつくづく思いました．

　そのひとつの理由は，高校までの理科（生物）の授業ででてくる脳についての解説の量と，大学レベルで必要な脳についての知っておくべきことの量に，とても大きな隔たりがあることです．脳についての知識は，とても広くまた複雑です．いきなり大学レベルの教科書に取り組むことは，かなり面倒で，困難なことだろうと思います．

　本書「脳入門のその前に」のアイディアは，先の翻訳をしながら浮かんだものです．みなさんに，漠然としたものでいいので，脳全体についてのイメージをまず持ってもらうことが，目標です．脳について関心を持っている高校生や，脳に少しでも関連する可能性のある学部や学科の大学一年生がまず読むべきものとなることをめざしています．

　本書は，タイトルからわかるように，教科書ではありません．教科書として必要なことは前述の翻訳書にゆずって，より大ざっぱに脳の全体像や，どういったことが問題となるのかを書いていきます．また，どんなことが興味深いかについて，できるだけ触れてみました．難しいことや，ややこしいこと，順序だてて学んでいかなければならないことは，あえて後まわしにしてしまいましょう．

本書を読み終わって，さらに，脳について詳しく知りたくなった人は，【脳 -「かたち」と「はたらき」】を，ぜひ手にとっていただきたいと思っています．

　脳について興味を持ってくれる若者が一人でも増え，さらに深く勉強を進めていってもらえるよう，期待しています．脳のしくみやなりたち，さらに，その異常を理解していく過程を楽しんでくださるように，心から願っています．

神経科学と脳科学

　本書のタイトルでいう脳は，厳密には神経系の一部分ということになります．したがって，学術的な研究分野としては，「神経科学」と昔からよんでいます．しかし，一般に受け入れられやすいのは，「脳科学」という名の方のようです．「脳」を前面にだすことが，最近ますます増えています．

もくじ

まえがき……………………………………………………………… iii

第1章　はじめに ……………………………………………… **1**
  1-1　ある脳の病気　**2**
  1-2　多すぎる用語　**4**
  1-3　本書の目的　**5**
  1-4　キーワード　**7**

第2章　頭の話 ………………………………………………… **9**
  2-1　頭について　**10**
  2-2　体節　**13**

第3章　脳と脊髄 – 全体像 – ………………………………… **17**
  3-1　脳はどこにあるのか　**18**
  3-2　脳震盪，脳挫傷　**19**
  3-3　脳につづいているのは？　**20**
  3-4　脳と脊髄からさらにつづくのは？　**23**
  3-5　自律神経系と腸管神経系　**25**

第4章　脳の血管 ……………………………………………… **27**
  4-1　血管について　**28**
  4-2　脳の血管　**28**
  4-3　脳の血管の病気　**30**

第5章　内部の構造 …………………………………………… **33**
  5-1　脊髄の断面　**34**
  5-2　脳の断面　**35**

  5-3 脳のアトラス *39*

第 6 章 脳の細胞 …………………………………………… *43*
  6-1 生物の基本単位：細胞 *44*
  6-2 ニューロン *45*
  6-3 シナプス *48*
  6-4 電気的伝達と化学的伝達 *51*

第 7 章 ニューロンの集まり ……………………………… *53*
  7-1 ニューロンの集まり *54*
  7-2 神経核の見かた *55*
  7-3 線維連絡 *58*
  7-4 神経核と投射路のかずかず *59*

第 8 章 情報と脳 ………………………………………… *61*
  8-1 情報とはなにか *62*
  8-2 可能性の拡がり *63*
  8-3 情報の入出力 *66*
  8-4 生物の使っている情報 *67*

第 9 章 感覚 ……………………………………………… *69*
  9-1 脳の外から内へ *70*
  9-2 体性感覚 *71*
  9-3 視覚 *72*
  9-4 聴覚 *74*
  9-5 味覚 *77*
  9-6 嗅覚 *78*
  9-7 大脳皮質の感覚野 *81*

も　く　じ

第 10 章　運動 …………………………………………………… 83
 10-1　脳の内から外へ　**84**
 10-2　ニューロンと筋肉　**84**
 10-3　反射　**85**
 10-4　運動はさまざまな要素からなっている　**87**
 10-5　運動に関係するいろいろな脳の場所　**89**
 10-6　ホルモン　**91**

第 11 章　高次の脳機能 ………………………………………… 93
 11-1　高次とは？　**94**
 11-2　記憶　**96**
 11-3　注意　**98**
 11-4　意思決定　**99**
 11-5　感情　**100**
 11-6　報酬系　**102**
 11-7　意識　**102**
 11-8　睡眠　**104**
 11-9　いろいろな場所　**105**

第 12 章　人間の脳 ……………………………………………… 107
 12-1　人間の脳を探る　**108**
 12-2　眼と手　**109**
 12-3　顔について　**111**
 12-4　左右の脳　**113**
 12-5　言語　**115**
 12-6　人間の世界のひろがり　**116**

第 13 章　脳ができるまで ……………………………………… 117
 13-1　個体発生と系統発生　**118**
 13-2　大人の脳になるまでの過程　**118**

13-3　受精卵から脳へ　**119**
　　13-4　生後の発達　**121**
　　13-5　大人の脳　**121**
　　13-6　系統発生　**122**

第 14 章　脳研究の歴史 …………………………………………… **125**
　　14-1　ノーベル賞といろいろな脳研究　**126**
　　14-2　年代順の受賞者と業績　**126**

あとがき………………………………………………………………… **134**

参考文献………………………………………………………………… **136**

さくいん………………………………………………………………… **137**

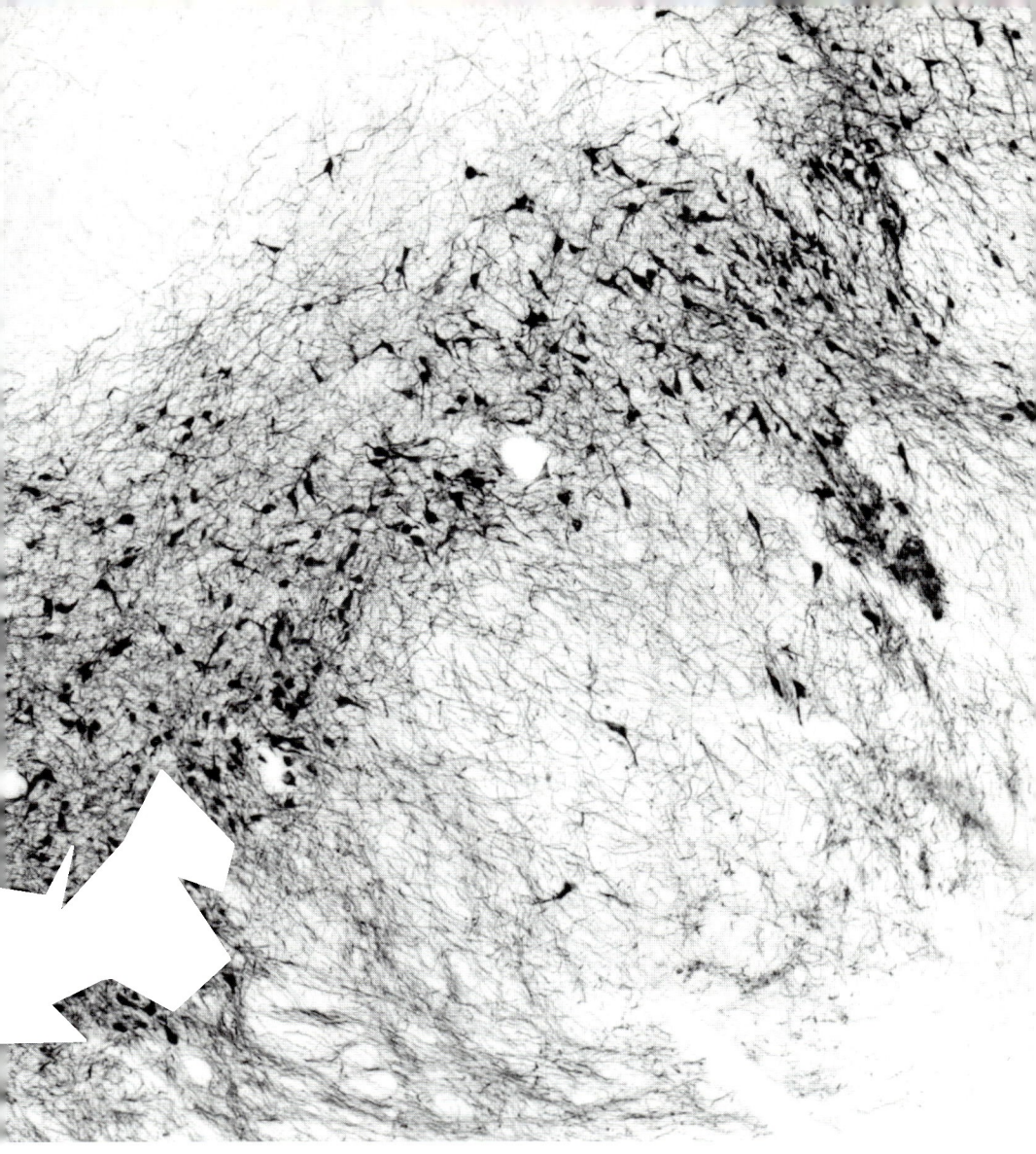

第1章　はじめに

写真：黒質緻密部のドーパミン作動性ニューロン

第 1 章　はじめに

1-1　ある脳の病気

　最初に，ある脳の病気の解説を見てみましょう．この病気自体は，けっしてまれな病気ではないので，その名前を聞いたことのある人は，少なくないことと思います．

パーキンソン病
　黒質緻密部のドーパミン作動性ニューロンが変性して失われることによりおこる，神経変性疾患．安静時振戦・仮面様顔貌・筋固縮・無動・歩行障害などの運動症状があらわれる．原因となる遺伝子についての研究も，最近は進んでいる．薬物治療として，ドーパミンの前駆物質であるL-ドーパ(L-dopa)の投与がおこなわれてきた．外科的な治療として，脳深部刺激療法もおこなわれるようになった．

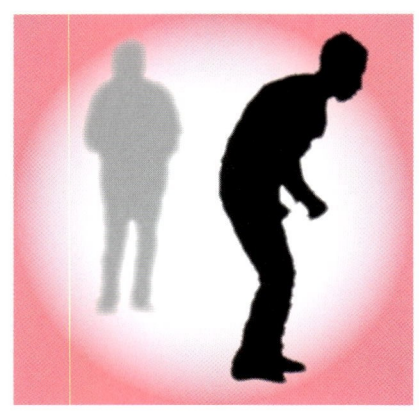

パーキンソン病患者の姿勢

第 1 章　はじめに

　この文章を，なんの抵抗も無くすんなりと理解できる事が最初の到達点であり，入門段階の終了レベルといえるでしょう．しかし，今の皆さんは，おそらく，なんのことかさっぱりわからないことと思います．聞いたことのない用語がつぎつぎとでてきます．

　残念なことですが，本書を読み終えたとしても，さきのパーキンソン病についての説明を，十分には理解できないことと思います．申し訳ないのですが，さきは長いのです．（このパーキンソン病についての説明は，【脳 -「かたち」と「はたらき」】を読み終えたあたりのレベルのはなしです．）

　脳と神経の病気は，これだけに限らず，たくさんあります．病気についてわかるためには，それに先だって基本的な正常の構造やはたらきを理解しなければなりません．それぞれの用語の意味を知るとどうじに，それらのあいだの関係がわからなければなりません．そしてそれにもとづいて，病気をひとつひとつ理解していかなければなりません．

　また，各用語がどういうレベルの用語かも，わかっている必要があります．アメリカ・フランス・日本のように国レベルの違いの話をしているのと，東京都・愛知県・京都府など都道府県レベルの話をしているのと，○○町の1丁目・2丁目・3丁目など町内会レベルの話をしているのでは，前提が全然違ってくるのです．ごっちゃにしては，いけません．こういったことを混同すると，話がまったくわからなくなることでしょう．

　ここではまず，病気を理解するためには，さまざまな種類の用語（細胞，神経核，化学物質，病気の種類，臨床症状など）についての総合的な知識が必要であることを，わかってもらいたくて，パーキンソン病の例をあげて説明してみました．

　ところが，残念なことに，高校までの理科の授業で脳について触れられる内容は，ごく限られています．大学での脳についての勉強は，それに比

用語とレベル

- 個体と社会レベル
  - 人間関係・依存・子育て・攻撃・・
  - スケール； 100cm 〜 10,000km

- 器官（臓器）レベル
  - 脳・脊髄・神経・・・
  - スケール； 0.1cm 〜 100cm

- 細胞集団レベル
  - 白質・灰白質・神経核・皮質・領野・層・・・
  - スケール； 1mm 〜 10mm

- 細胞レベル
  - ニューロン・樹状突起・軸索・・・
  - スケール； 1μm 〜 100μm

- 分子レベル
  - 受容体・神経伝達物質・遺伝子・DNA・RNA・・・
  - スケール； 0.1nm 〜 100nm

べると極端に難しく大変なものになるので，ここであきらめる人を，これまでたくさん見てきました．

1-2　多すぎる用語

　今後，用語は数限りなくでてきます．結局は，ひとつひとつ理解してい

かざるをえないのです．しかし，ほとんどの脳や神経系の教科書では，これまで聞いたことのない用語が，最初のページから，つぎつぎと連続してでてきます．これでは，いきなりやる気を無くしてしまう可能性が高いと思います．この本では，全体を通してできるだけ，でてくる専門用語の数をおさえるようにこころがけました．その意味の説明も，あえて無駄に厳密にならないようにしてみました．専門用語をできるだけ使わずに，脳についての，具体的なイメージを持ってくれるような解説書をめざしました．この試みがうまくいっていることを祈っています．

　教科書などを読み比べると，用語のさし示している範囲や，分類についても，あいまいな点や，おたがいの矛盾が気になることと思います．生物というものはそう簡単に割り切れるものではありません．また，脳についての知識が，この数十年のあいだに爆発的に増えていることも，こういった問題点の原因になっています．

　最初のうちは，あまり細かいことは気にしないのが，いいかと思います．いろいろと読んだり聞いたりしていくにつれて，用語のそれぞれの使い方や，さし示していることについての理解がすこしずつ深まっていくことと思います．ぜひ，「門前の小僧，習わぬ経を読む」の精神で，あきらめずに進んでいきましょう．

1-3　本書の目的

　本書では，脳科学であつかっているすべての事項について，ひとつひとつ説明することをあえてしません．最初の段階であまりにも多くの専門用語を記憶することは，とても難しいことと思うからです．ひと通り全体的な事項をおさえるという役割は，実質的な姉妹書である【脳‐「かたち」と「はたらき」】にゆずることとします．

　まず，ごく基本的なことからはじめ，それからさらに理解するために，

より難しい，いろいろな教科書にすすみましょう．そのための一番最初の準備段階の読み物として，本書を書きました．ゴールは，あるいは山頂はずっと先にあるのですが，脳の世界という大きな山の登山口で，みなさんがいきなり戸惑うことがないように，この本がガイドとなることができればさいわいです．

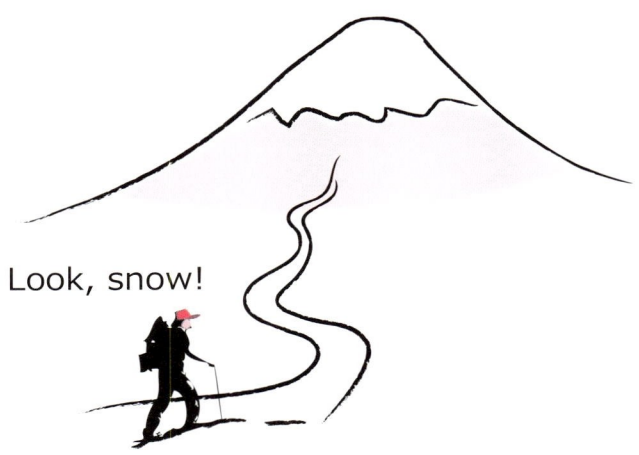

　また，病気や異常の説明を聞くことによって，正常なはたらきがよりわかりやすくなることが，よくあります．本書では，必要に応じていろいろな病気の話もしていきます．医学系の教育過程では通常，細胞や遺伝子などのミクロの話からはじまる基礎的な課程を教わってから，病気や治療の話にすすむのが通例です．その間，講義や学習に退屈してしまう学生が多く，とても残念なことです．

　本当のところ，みなさんの日常の生活では，細胞や遺伝子の話を聞くことより，病気の話を聞く機会の方が多いと思います．家族，親族や友人の病気の話は，よくあることだからです．脳についての基礎知識と，いろいろな病気のことを，うまく結びつけて考えられるようになることが理想です．

第 1 章　はじめに

「学問に王道なし」といいます．これから一歩一歩知識を積み上げていきましょう．しっかりと知識を積み上げて，実際に仕事や研究に応用ができるようになることが，最終の目標といえます．

1-4　キーワード

この章のおしまいに，本書で重要なキーワードとして以下の三つを挙げておきましょう．

・情報

脳は情報をあつかいます．情報をあつかう機器である，コンピュータやスマートフォンが身近になっているので，このあたりのことは今の若い人の方が，良く理解できるかもしれません．脳の中では，情報がどのように処理されているのでしょうか？

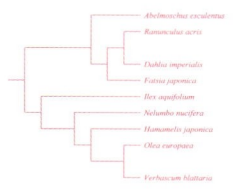

・進化

進化を理解することは，過去の歴史を知ることにあたります．人間の脳は突然できあがったものではありません．動物の進化の過程で試行錯誤しながら，長い時間をかけてできあがってきたものなのです．いろいろな動物を見比べることは，楽しいだけではなく，とても参考になることです．

・病気

また，脳にはさまざまな病気があります．病気の人の異常を調べることによりわかった脳のはたらきは，たくさんあります．脳のいろいろな場所のそれぞれに特有の病気があります．また，病気の進行の

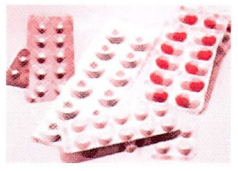

時間経過もさまざまです.

　では,いよいよ話をはじめましょう. 最初は「頭」についての話からです.

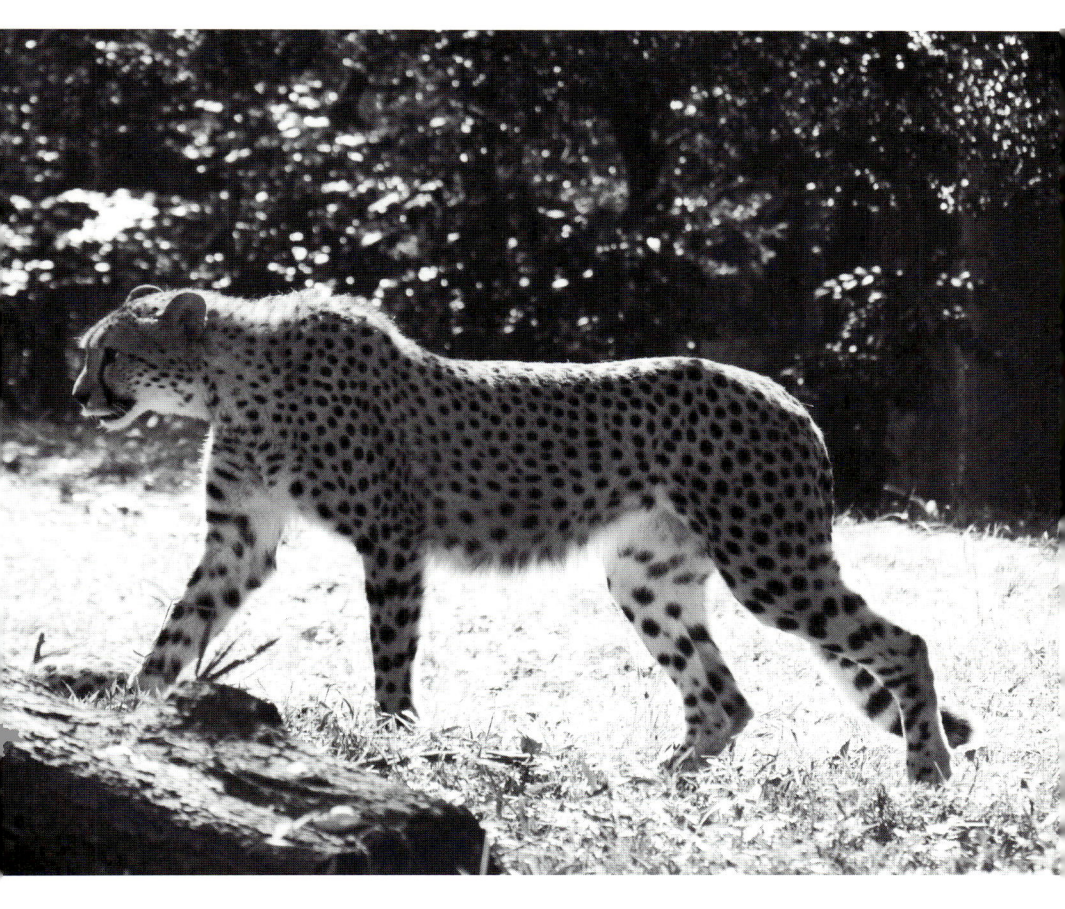

第 2 章　頭の話

写真：チーター

第 2 章　頭の話

2-1　頭について

　脳の話にはいる前に，まず「頭」の話をしましょう．なぜか．動物のからだのなりたちを理解する上でで，頭がとても重要だからです．そして，動物の進化のうえで，頭の重要度が増してきたことにともなって，脳ができてきたということもできるからです．

　ここからしばらくの話は，動物の進化の順序に従っていくこととしましょう．最初に生まれた動物は，単細胞の動物でした．35 億年くらい前の話です．ゾウリムシとか，アメーバの仲間ですね．その後，多細胞の動物が現れましたが，最初のころはすべての細胞が同じ形とはたらきをしていて，ただ単に寄り集まっているだけだったのでしょう．多細胞の生物は，10 億年くらい前にはじめてあらわれたそうです．その後，より効率的に生きていくために，細胞の分業がはじまったと想像されています．（人間と同じですね．無人島で一人で自給自足の生活をしていくことの大変さは想像できるでしょう．人が増えて，狩りをする人・料理をする人・子育てをする人などと分業できれば，生活は効率的になります．）

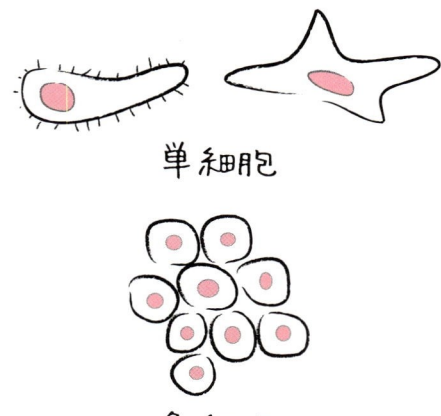

第 2 章　　頭 の 話

　細胞の分業の結果として，外の敵から身を守ることが専門の皮膚の細胞・からだを動かすことが専門の筋肉の細胞・体の中で情報を伝えるための神経の細胞など，さまざまな種類の細胞が，できてきたと考えられています．そうした中で，外からの栄養を取り込む専門の細胞やその集団が，早い段階でできてきたのです．それが，腸をはじめとする消化管と，その入り口である口です．（出口はなんですか？そう，肛門ですね．）

　さて，頭とはなんでしょうか？「頭隠して尻隠さず」とよくいいますね．頭とは，動物が移動したり，外のエサを食べようとするときに，その先頭となるからだの部分といっていいでしょう．そこには口があり，エサをさがすときに外部の情報を受け取るための感覚のしくみもあつまってくるところでもあります．

　頭にあるもので，もっとも基本となるものはなにかと聞かれれば，口であるということもできます．

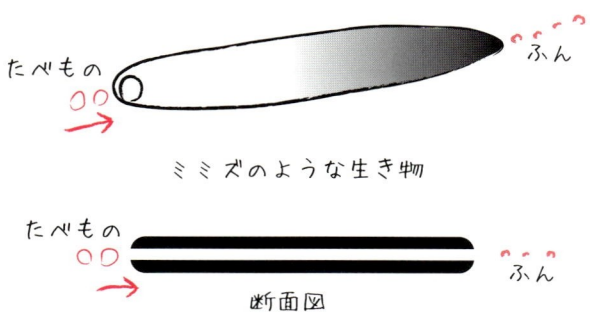

　頭には，眼・耳・口・鼻などがありますが，いろいろな動物を見比べてみると，頭に口がない動物というものは，考えられないのです．たとえば，ミミズを思い浮かべてください．また，洞窟の中や，地中で生活する動物には，眼が退化してしまっているものがいます．耳や鼻も必要がなければ退化していきますが，口だけはそういうわけにはいきません．口がないと，栄養を取り入れることができないので，生きていけません．

こういったことを，あらためて進化の順番で考えると，口とそこから続く腸というものが，多細胞の動物の，ごく早い段階で現れたからだの構造であると考えられます．原始的な神経系では，単に皮膚や消化管だけの情報を集めていただけだったと想像されます．しかし,この段階ではまだ，脳とはいえません．

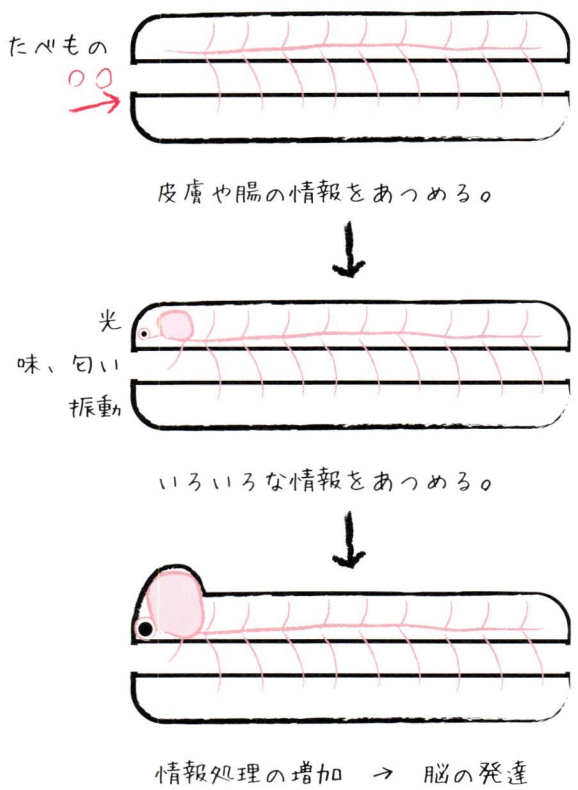

　(多くの動物には頭があるのですが，はっきりしないものもいます．ヒトデや,ハマグリではよくわかりません．タコや,イカもずいぶんと変わっ

た姿をしています．）

　進化するにつれて，口とその周囲にはっきりとした眼・鼻・耳などが備わっていきました．外の世界の情報を，より鮮明に取り入れることができるようになり，それにともなって，こうした感覚器官とつながっている内部の脳がより複雑になっていったのです．こうして頭がどんどん大きくなりました．情報の交錯する場所として脳が発達して，その後だんだんとその機能が高度になったのです．外の世界のいろいろな情報を効率よく集めて，上手に組み合わせることによって，うまく生きのびていき，さらに子孫を残せるようにするためです．

頭の治療
　大きな病院では，眼科，耳鼻咽喉科・口腔外科・歯科・脳神経外科・神経内科・精神科などと，とても多くの診療科が頭に関連した場所の治療にかかわっています．頭がとても複雑であるために，それぞれの専門家が治療にあたる必要があるからです．

2-2　体節

　動物には，大きなものも小さいものもいます．それはそのそれぞれに利点が（欠点も）あるからです．大きい動物には，外敵に捕まりにくいという利点があります．また，体積に対してのからだの表面積の比を小さくできるので，乾燥に強く，体温も環境の影響を受けにくく安定させやすいという利点もあります．（ただし，いいことばかりではありません．大きくなりすぎて絶滅した種もたくさんいます．）

　からだを大きくするための一つの方法が，同じ構造を繰り返して長くするというやりかたです．そこで，動物のからだの繰り返しによる作り方が，昔から多くの研究者の興味を引いてきたのです．

多くの動物のからだには，体節というものがあります．長いからだをつくるのに，単位の構造である体節が，繰り返しているのです．具体的には，ムカデを思い出してもらえれば，わかりやすいでしょう．

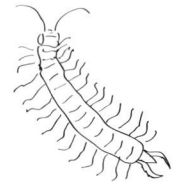

人間のからだにも，体節があります．自分のからだではっきりと触れることができるのは，背中の真ん中の骨の突起で，これは脊椎〔せきつい〕の一部です．（脊椎とは背骨のことです．）また，胸で段々になっている，あばら骨の繰り返し構造も体節を反映しています．

脊椎動物という動物の仲間はみな，からだに背骨を備えています．魚の仲間・カエルの仲間・トカゲの仲間・鳥の仲間・私たち人間も含まれる「けもの」の仲間（哺乳類）もみな脊椎動物です．

脊椎動物では，分節になっている脊椎の一番先頭に頭があります．その頭をつくっている骨が頭蓋骨〔とうがいこつ・ずがいこつ〕になります．そのなかには，なにが詰まっているのでしょうか？

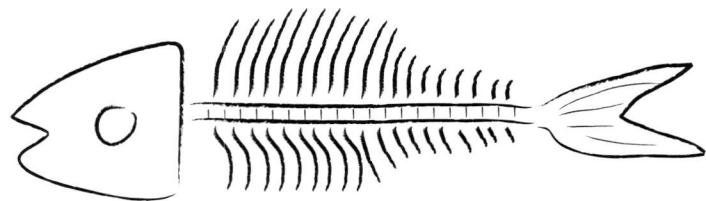

魚を食べると、背骨が見えます。
機会があったら、体節をよく観察してください。

第 2 章　頭 の 話

ホメオボックス遺伝子
体節のでき方を決めているのは遺伝子です．（遺伝子はか・ら・だ・の設計図にあたります．）その中で，最初にみつかったのが，ホメオボックス遺伝子とよばれるものです．ホメオボックス遺伝子によって決められる背骨や脊髄の繰り返し構造は，だれが見ても明らかです．しかし，脳に同じような体節構造があるかどうかは，長年はっきりしていませんでした．さまざまな遺伝子の分析，特にそれが脳のどの場所で使われているかの情報によって，脳の中の体節に似た構造が明らかになりつつあります．

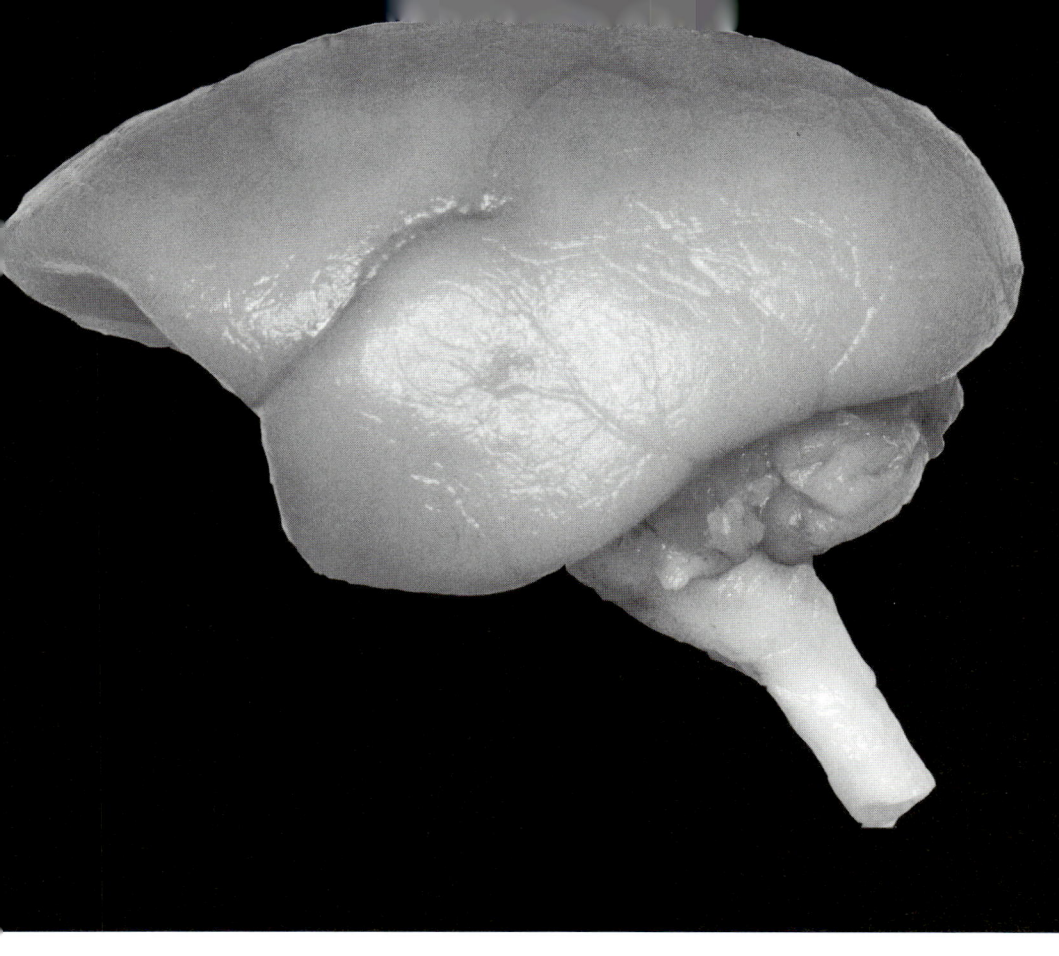

第3章　脳と脊髄　-全体像-

写真：　コモンマーモセットの脳

第3章 脳と脊髄 －全体像－

3-1 脳はどこにあるのか

脳はどこにあるの？この質問に答えられない人はいないでしょう．当然，脳は頭の中にあります．脳は頭の中で骨の中に収まっています．この骨のことを頭蓋骨ということは，前章で触れました．骨のせいで，直接に指で脳に触れることはできません．

からだの外からさわることのできる脳

眼球（目玉のことです）は，じつは脳のできる過程で，脳の一部が飛び出すことにより出来てきます．したがって眼球に触れることは，じつは脳の一部に触れることになるのです．

また，生まれたての赤ちゃんの頭では，頭蓋骨を構成している骨どうしが，まだしっかりと互いにくっついていません．出産時に頭が変形するようなしくみになっているのです．骨のすきまが，頭の上に前後2か所あり，大泉門〔だいせんもん〕と小泉門〔しょうせんもん〕とよばれています．（すきまに指を突っ込まないでください！）

大泉門は，新生児の超音波による脳検査に利用されています．超音波は，骨を通過できないからです．

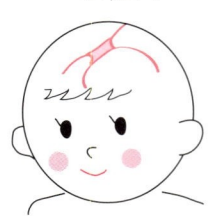

第 3 章　　脳と脊髄　- 全体像 -

　大人の頭蓋骨を構成する骨は，お互いにしっかりとくっつきあっています．そして，骨で囲まれた空間の中に，脳脊髄液〔のうせきずいえき〕という液体があり，その中に 脳が浮かんでいるのです．

　このような，脳・頭蓋骨・脳脊髄液の関係をよく見ると，スーパーで売っている豆腐のプラスチックのパッケージを連想させます．硬いプラスチックの容器の中に，水が入っており，そこに豆腐が浮いているのです．

　実は，生きているからだの中にある脳というものは，相当に柔らかいものです．（解剖学実習で見る脳の標本は，フォルマリンで固定しているせいで，固くなっています．生玉子とゆで卵の違いみたいなものです．）実際の脳をさわってみると，絹ごし豆腐と木綿豆腐の中間くらいの固さです．

　このように柔らかい脳を，うまく守るしくみが，頭蓋骨と脳脊髄液です．

豆腐の買い物
　プラスチックのパッケージのなかった頃，おそらく皆さんのおばあさんあたりの若い頃には，なべを持って豆腐を買いに行っていたのです．豆腐をそのまま崩さずに運ぶのはとてもたいへんです．なべに水を張り，そこに豆腐を入れることにより，安全に運ぶことができたのでした．

　現在のパッケージは，こんな面倒なことがないようにした，とても良くできたやりかたです．スーパーで豆腐を買って，大根やきゅうりと一緒にレジ袋に入れて持ち帰っても，無事に家まで運ぶことができるのです．

3-2　脳震盪，脳挫傷

　頭を激しくどこかに打ち付けたり，あるいは，なにかが激しく頭に当たったりしたとき，頭の中の脳は，激しくゆさぶられます．このことにより，血液の流れが悪くなって，一時的に意識や記憶を失うことがあります．

これは脳震盪〔のうしんとう〕とよばれています．

　さらに，頭に対する衝撃がもっと強く，脳が頭の骨にぶつかって傷ついたりすると，一時的な症状ではすまなくなったりします．脳が傷ついた場合には，脳挫傷〔のうざしょう〕とよばれます．こういった脳の外傷は，交通事故や，スポーツの事故でよくおこります．

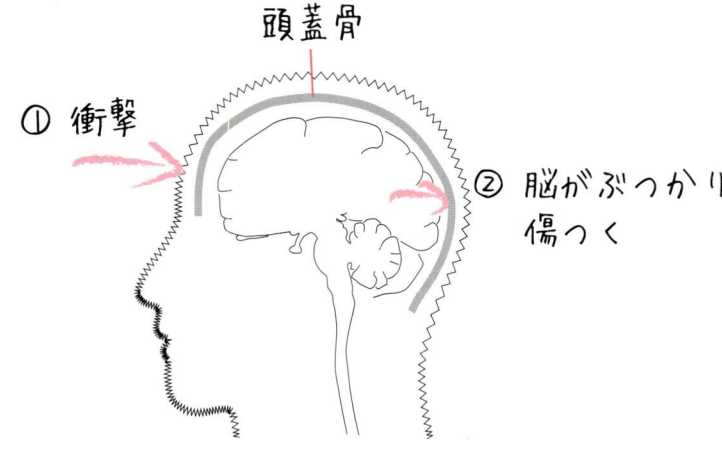

3-3　脳につづいているのは？

　脳からは，脊髄がつづいています．

　脊髄は，背骨（脊椎）に囲まれています．これまた，直接触れることはできません．脳と神経をあわせて中枢神経系とよびます．脳と脊髄には，似ている点と，異なる点がいろいろとあります．表にしておきましょう．

　この表では，灰白質〔かいはくしつ〕と白質〔はくしつ〕という用語が出てきます．断面を肉眼で見たときに色がついているのが灰白質，白っぽいのが白質です．なぜかというミクロの話は，後ほどの章で．

第 3 章　脳と脊髄　- 全体像 -

	脳	脊髄
体節	すぐにはわからない	はっきりしている
神経	脳神経	脊髄神経
灰白質と白質	いろいろ	白質がいつも外側

　人間の脳は，他の動物と違って途中で大きく折れ曲がったような形になっています．結果として，脳の前後の軸と，脊髄の長軸に角度がついています．ラットなどでは一直線になっています．また，人間の脳は垂直に立っている脊椎の上に乗っているという特徴があります．他の動物に比べて，縦にならんだ背骨の方が重さに耐えやすいことが，人間の脳の重量が増えることが可能になった，ひとつの原因ではないかと，考えられています．

　ヒトの脳と脊髄の位置関係を，次の図に示してみましょう．脳のいくつかの場所，大脳・中脳・小脳も示してあります．隣には参考のためのラット（ネズミの一種，研究のためによく使われています）の図も描きました．人間の脳がとても発達していることがわかります．大脳や小脳が特に大きくなっています．この図では，基準とするために中脳の範囲を示していますので，このことがよくわかることと思います．

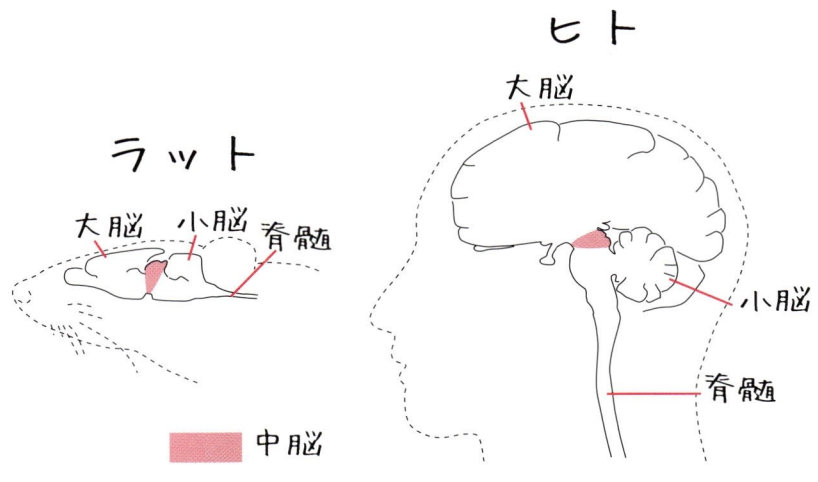

無脊椎動物の中枢神経系

　教科書の中には，脳と脊髄をあわせて中枢神経系としているものがあります．これは脊椎動物（前章でもふれた背骨のある動物のことです．魚・カエル・トカゲ・鳥・犬・猫など．）のことしか考えていない定義です．

　無脊椎動物（脊椎動物以外の動物．昆虫・タコ・カニなど）では，脊椎動物のような長くのびた脊髄とその前の方の端で膨らみ発達した脳はありません．かわりにニューロン（神経細胞）の集まった部分（神経節）が複数あり，すべて中枢神経系としてのはたらきをはたしています．専門家の中には，脳とよんでいる人もいます．

　ついでにいえば，生物の世界で100％正確な定義を定めるのは，ほとんど不可能です．かならず，あてはまるかあてはまらないかわからないような微妙な例外があったり，どっちつかずのことがあったりすると思っていた方がいいと思います．新しい発見や実験法の開発の結果，はなしがすっ

かり変わってしまうこともよくあります．あまり，杓子定規なとらえ方をしない方が利口でしょう．

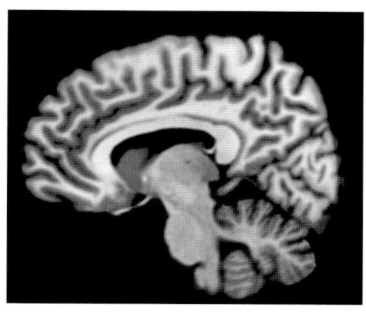

ヒトの脳の核磁気共鳴画像

3-4 脳と脊髄からさらにつづくのは？

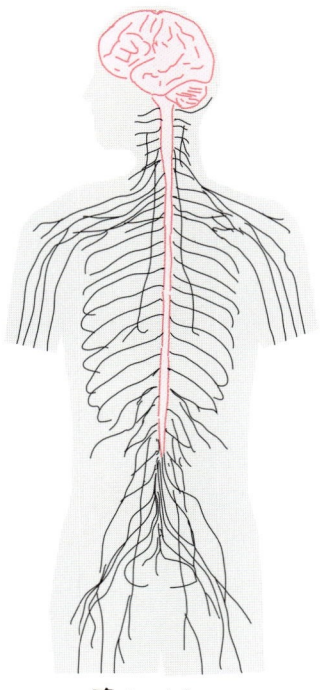

脳と脊髄からは，神経がでていて，長く伸びています．脳からのものは脳神経，脊髄からのものは脊髄神経とそれぞれよばれています．あわせて末梢神経系といいます．その行先は，全身にひろがっています．

末梢神経系は，脳や脊髄とからだのいろいろな部分を結ぶはたらきをしています．情報を伝えるケーブルです．電話線・インターネットのケーブル・テレビのアンテナ線みたいなものです．（携帯電話や Wi-Fi など，電波を使う無線の機器が普及してきて，このたとえ話もだんだんわかりにくくなってきたかもしれません．残念なことに，人間のからだの中では，電波は使われていません．）

脊髄神経

神経の中で情報の伝わる方向は，からだの各部分から脳や脊髄へというものと，逆に，脳や脊髄からからだの各部分へというものの，両方があります．情報の入力と出力に対応するものです．

　からだの各部分から脳や脊髄に向かう情報は，さまざまな感覚を受けとめる装置（感覚の受容器といいます）から，脳や脊髄の方に末梢神経経由で伝えられています．

　逆に，からだの各部分に向かう方は，筋肉や腺に向かい，筋肉に収縮しろという命令を伝えたり，腺（たとえば唾液腺）に分泌液をだせという命令を伝えたりしています．

からだの外からさわることのできる神経
　ひじをどこかにぶつけて，指先までピリピリしたことはありませんか？多くの神経の太い幹は,体の深いところにあるのですが,尺骨神経〔しゃっこつしんけい〕は，上腕骨（肩とひじのあいだにある上腕の骨の名前）の一部が皮膚に近くなっているところで，骨と皮膚の間を通っています．それはちょうど，ひじの小指側のあたりです．注意深くさわると，その場所で尺骨神経を触ることができます．刺激すると，そこから先の尺骨神経の分布している範囲（手のひらの小指側）がピリピリとしびれるのです．

　頭の各部分には，脳から直接でている末梢神経，すなわち脳神経が分布しています．その他の体の各部分には，脊髄からの脊髄神経が分布しています．脊髄神経で伝えられる感覚は，皮膚の感覚や，筋肉・腱・内臓からの感覚です．脳神経で伝えられる感覚は，そうした情報に加えて，眼からの光の情報・鼻からの匂いの情報・耳からの音の情報・舌からの味の情報が加わります．これらのことからも，頭が特別であることがわかるでしょう．

3-5 自律神経系と腸管神経系

　自律神経は，末梢神経の中でも，特殊なタイプのものです．皮膚・血管や内臓に分布しています．自分の意志ではコントロールできないという特徴を持っています．みなさんは，腕を自分がそうしたい時に，曲げたりのばしたりできますね．ところが，胃や腸を収縮させたり広げたりとか，涙をだしたり止めたりは，自由にはできません．こうした臓器をコントロールする神経は，自分で自由自在にコントロールできないのです．このような神経を自律神経とよんでいます．

　自律神経には，交感神経系と副交感神経系があります．交感神経は，ケンカの時や，敵から逃げるときに主にはたらきます．副交感神経は，逆に，休息している時にはたらきます．

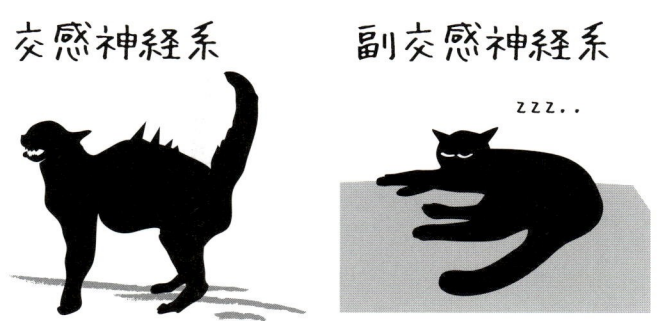

・腸管神経系

　自律神経系の仲間には，またべつに，腸管神経系というものもあります．これは，腸管の壁にある神経回路網のことをさしている用語です．この腸管神経系が，神経系のもっとも原始的なすがたである可能性があります．

　とても原始的な生物であっても，腸などの消化器ができた段階で，消化

器のコントロールや，外からとった食物の識別をする必要があるのです．食べたものを消化の過程で，順に運んでいくために，腸の壁にある平滑筋〔へいかつきん〕をうまく協調させなければなりません．また，栄養になるものと，毒になるものを区別して，栄養になるものは腸の先へ送りこみ，毒となるものはすみやかに外に出さなければなりません．吐いた（嘔吐した）経験のないひとは，いないことと思います．

　また，毒になる可能性のあるものや，腐っているものは，そもそも，からだの中にいれてはならないのです．そのためには，入り口のところで，まず守ることが大事です．においと，味というふたつの感覚は，食べ物を探したり，実際に食べるときにはたらく感覚です．入り口でガードする役割もはたしていることはよくわかるでしょう．

過敏性腸症候群
　腸に原因となる異常がないのに，しょっちゅうおなかが痛くなったり，下痢や便秘になったりする病気です．緊張のため，おなかが痛くなって下痢をする・電車やバスに乗ると，何度も途中下車してトイレにかけ込むなどのケースがあります．腸管神経系が，ふだんは勝手にはたらいているけれど，それでも，なにがしかの脳の影響を受けていることが，この症状からわかりますね．

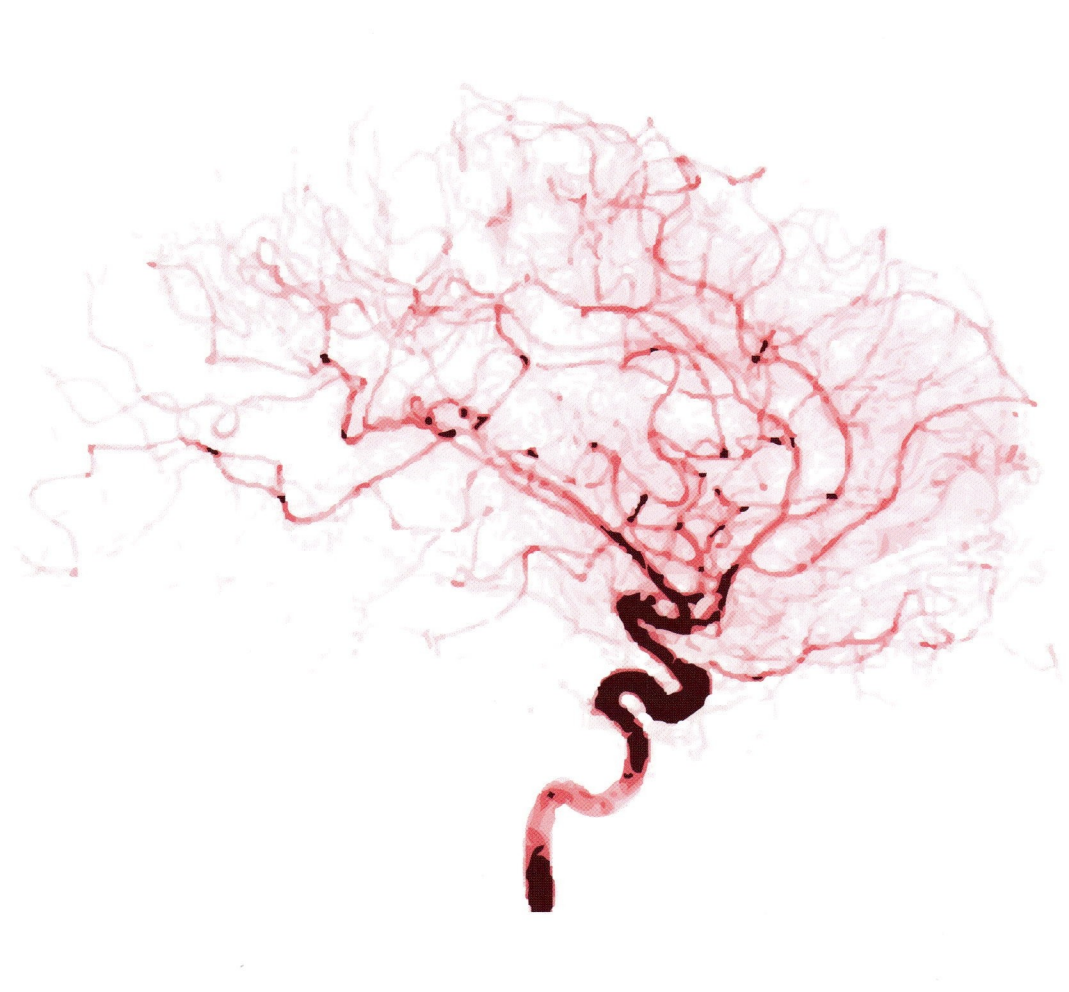

第 4 章　脳の血管

写真：脳の血管造影

第4章　脳の血管

4-1　血管について

　血管は，からだのありとあらゆる部分に，分布しています．基本的には心臓からでた大動脈が枝分かれして細くなっていき，各臓器に血液を供給しています．それぞれの臓器のなかで，動脈はさらに枝分かれし，毛細血管となります．毛細血管が細胞に，栄養や酸素をあたえているのです．毛細血管はそのあと集まっていき静脈となります．静脈は，動脈とは逆に，細いものから太いものへと集まっていき，大静脈となって，最終的には心臓に帰っていきます．

　血液の役割はいろいろとありますが，もっとも大事なはたらきは，各臓器で必要としている，エネルギー源と酸素を供給することです．

血液の役割
　脳に関係した役割としては，いろいろなホルモンや，ホルモン分泌をうながす作用のあるホルモンを運ぶことが大事です．また，副腎髄質〔ふくじんずいしつ〕という臓器から出るホルモンは，前章ででてきた交感神経系と深いかかわりをもっています．

　その他にも，エネルギー源以外の栄養素を，体のすみずみに運ぶ・不要な物質をあつめる・外からの敵（微生物など）から体を守る・体内の酸と塩基のバランス（pH）を調整する・体内の水分量を調整する，などいろいろなはたらきをしています．

4-2　脳の血管

　つねに大量のエネルギー（脳では，おもにブドウ糖）と酸素を必要と

第 4 章　脳 の 血 管

している臓器が，脳です．それらは，脳に分布している血管とその中を通る血液によって運ばれています．脳の重量は体重の約2%ですが，心臓から送り出されている血液全体のうち，20%に相当する毎分約750mlが脳に送られます．同時に，全身で消費している酸素の内の，20%を脳が消費します．

　脳の一部分がよくはたらくと，その場所に限って血流量が増えます．よくはたらくことに伴って，エネルギーと酸素の消費量が増えるからです．勉強をすればするほど，からだを動かしてもいないのに，お腹がすくのはこのためです．

　逆にこのことを利用して，脳の血流量を何らかの装置で測定することによって，ある特定の作業（暗記とか，計算とか）をしている時に，よくはたらいている脳の場所を捜すという研究をすることもできます．

情報処理と熱
　情報処理のためには，無数のスイッチのオン・オフが高速におこなわれます．スイッチはオン・オフごとにエネルギーを消費します．消費されたエネルギーは最終的には熱エネルギーに変わり，その場所の温度が上がります．このことは，脳でもコンピュータでもおなじです．高速のコンピュータ（あるいは高性能のスマートフォン）になるほど，使っているうちに熱くなるのは，みなさんも経験があることでしょう．（この時，バッテリーも激しく減っていきますね．）

・脳の動脈
　動脈は，酸素が豊富でエネルギー源を多く含んでいる血液を，それぞれの臓器に運んできます．

　脳の場合は，左右の頸動脈〔けいどうみゃく〕が首の脇を通って，頭の方に流れ込んでいます．したがって，首の脇の方で頸動脈の脈を触れる

ことができます．

　くびの骨に沿って下から上に向かって走行する椎骨動脈〔ついこつどうみゃく〕が，脳の後ろの方から頭蓋骨の中の空間に入ってきます．この動脈も，左右に1本ずつ（1対）あります．

　脳の底面では，内頸動脈と椎骨動脈が，脳の表面や内部にいろいろな枝を出しながら走行しています．左右の頸動脈と椎骨動脈は，大脳の底面で輪のようになっている部分があり，相互に交通しているのが特徴です．この交通は，輪のようになっているので，発見者の名前をつけてウイリス動脈輪とも呼ばれています．

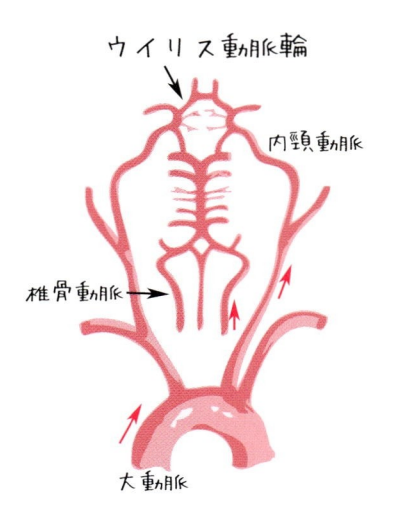

くも膜下出血
　この，脳の底面で動脈が輪のようになっている場所のちかくで，動脈が「こぶ」のようにふくらむことがあります．動脈瘤〔どうみゃくりゅう〕とよばれる異常です．このような動脈瘤が破裂することが，くも膜下出血という病気の原因になります．（くも膜は，骨と脳のあいだにある3種類の膜のひとつです．ちなみにほかの2種類は，硬膜と軟膜です．）

4-3　脳の血管の病気

　脳の血管の病気には，くも膜下出血だけではなく，さまざまなものがあります．脳の病気のうちでもっともよくおこるのが，血管の病気です．よくあるのが，脳の動脈が破れることによる出血（脳内出血）ですが，脳の動脈が詰まることによる脳梗塞も少なくはありません．このような，脳の血管の病気をひとまとめにして，脳卒中〔のうそっちゅう〕とよんでい

第 4 章　脳の血管

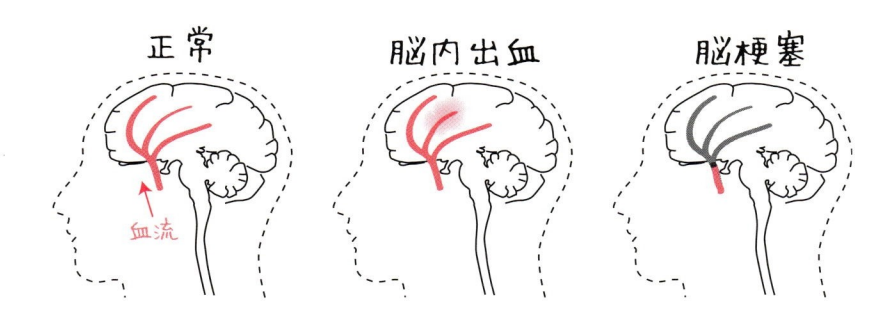

正常　　　脳内出血　　　脳梗塞

↑血流

ます．ほとんどの場合，脳卒中の症状は急激におこります．

　どんな脳の血管の病気も，それぞれに深刻なものです．異常の拡がりがごく小さい場合でも，生命にかかわる可能性があります．たとえば，延髄〔えんずい〕には息を吸ったり吐いたりするリズムを作っている場所があります．もし出血がこの場所におこると，呼吸が止まって死んでしまいます．

> **延髄**
> 　脳の下の方で，脊髄のすぐそばの場所です．比較的小さな場所ですが，呼吸の中枢があったり，脳と脊髄（ということは，脳とからだ全体）を結びつけている大事な神経のたばが，たくさん走っているところです．

　また，大脳の表面にある大脳皮質運動野という場所から脊髄への命令を伝えている経路がダメになると，半身不随（からだの半分が自由に動かせなくなること）になることがあります．

　いずれにせよ，緊急に治療が必要である状況です．対応可能な病院にいち早く連れて行かなければ，生命にかかわることが多くあります．また，重大な後遺症が残ることも，まれではありません．

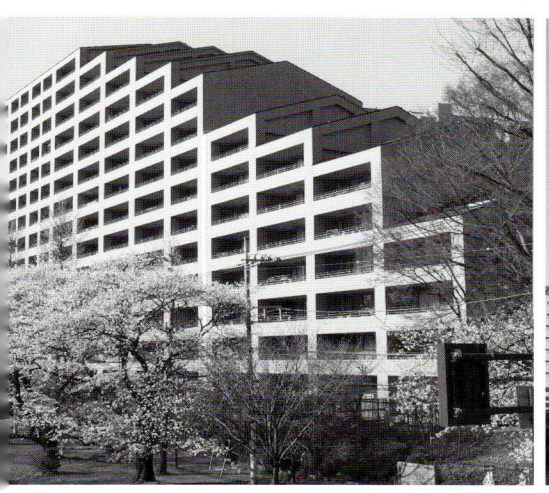

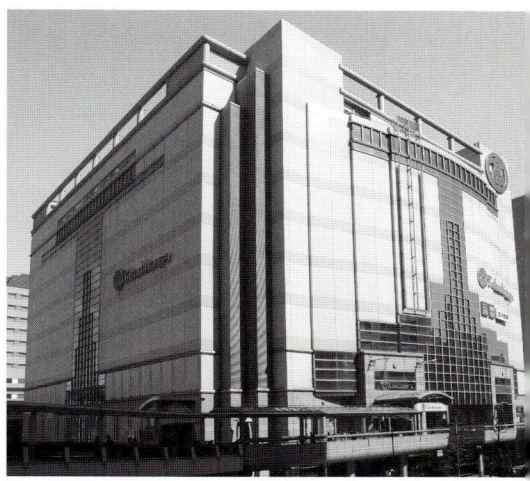

第 5 章　内部の構造

写真：マンションとデパート

第 5 章　内部の構造

5-1　脊髄の断面

　まず，わかりやすい脊髄の方から，話をはじめましょう．

　脊髄を切って断面をみると，真ん中に穴があいているのが見えます．穴の名前は中心管といいます．脊髄は，実は，チクワあるいはホースのようなかたちをしています．前後方向に穴があいていて，くだ状になっているのです．そのなかにも脳脊髄液がはいっています．（脊髄の周囲にも脳脊髄液があります．）

　中心管の周囲を，ニューロン（神経細胞）の細胞体の集団が取り巻いています．（ニューロンの細かい点については，この後の章でふれます．）下の写真では，多数の黒い点として，見ることができます．これらの黒い点には，サイズの小さなものから大きなものまで，いろいろあることが，この写真からもわかると思います．こうした，ニューロンの細胞体が多い場所は，肉眼でみると灰色に見えたことから，灰白質と名づけられました．さらにその周りはニューロンの長い突起である軸索が多い場所です．肉眼で白く見える部分で，白質といいます．

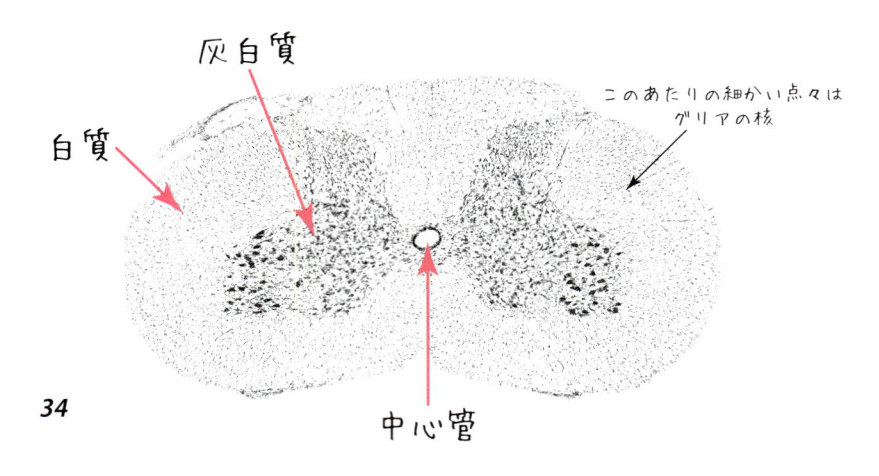

灰白質

白質

このあたりの細かい点々はグリアの核

中心管

34

第 5 章　内 部 の 構 造

標本作成

　写真のような標本は，ミクロトームとよばれる装置を使い，脳を 30 〜 60 μm くらいの厚さで薄く切って，その後、染色することにより作られます．

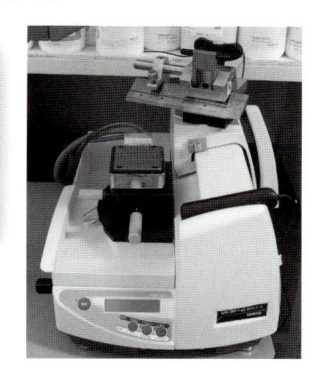

5-2　脳の断面

　脳の内部の構造は，脊髄よりもずっと複雑です．まず，脳の内部には，脊髄の中心管に似たようなものとして，脳室があります．そのなかにも脳脊髄液がはいっています．脳脊髄液は脳室の中にある脈絡叢〔みゃくらくそう〕という場所でつくられています．脳室のつづきが脊髄の中心管になります．（脳室と脳の外の空間を結んでいる交通路は，延髄にあります．

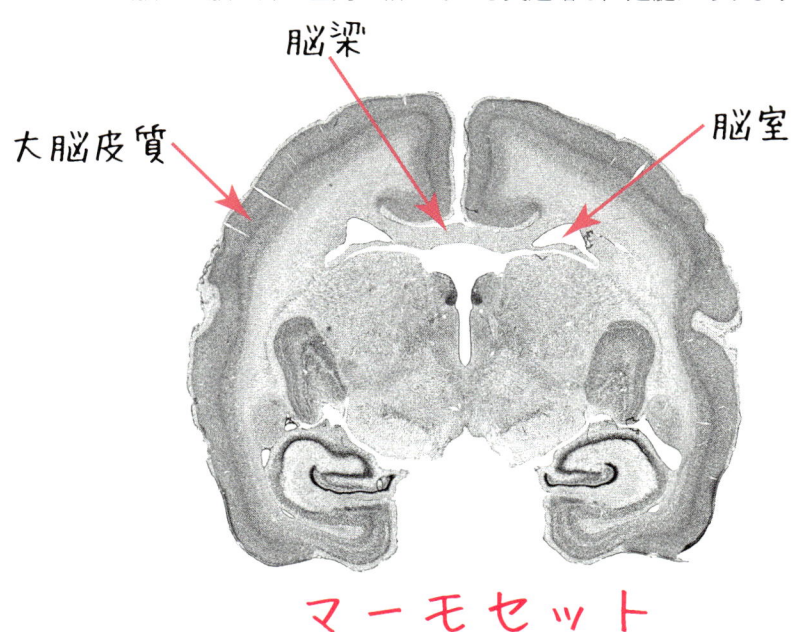

脳梁

大脳皮質

脳室

マーモセット

言いかえれば，延髄で脳室に脳の外に開いている穴があいています.）

　前のページの図は，コモンマーモセットという小型のサルの脳の，ある断面です．大脳皮質をはじめとした，さまざまな構造の例を見ることができます．（わかるものすべての名前を書き入れてあるわけではありません．名前はともかく，いろいろな模様が見て取れることでしょう．いくつくらいわかりますか？）

　脳では，灰白質と白質が，脊髄のようにきれいにはわかれていません．灰白質や白質が部分的にはっきりしている場所や，入り乱れているような，区別が簡単につかない場所があります.

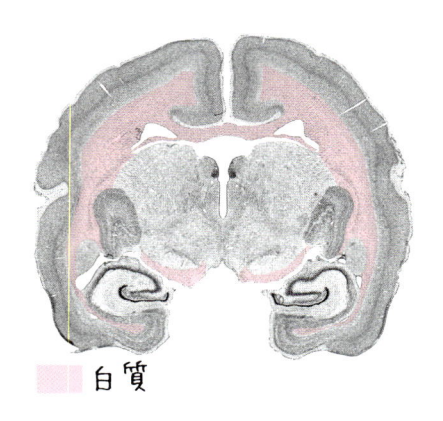

白質

　また，断面の作り方も三種類あることに注意しなければなりません．図では，脳が前後方向にバラバラになるように切断されています．よく使われてる切り方です．また，左右方向にバラバラになるように切る方法や，上下方向にバラバラになるように切る方法も使われています．切り方によって，見える断面の景色がまったく異なってくることは，すぐ理解できるでしょう.

　CT（コンピュータ断層スキャン）やMRI（核磁気共鳴画像）など，病

第 5 章　内 部 の 構 造

院で使われている検査装置でも，同様にいろいろな脳の断面を観察しています．

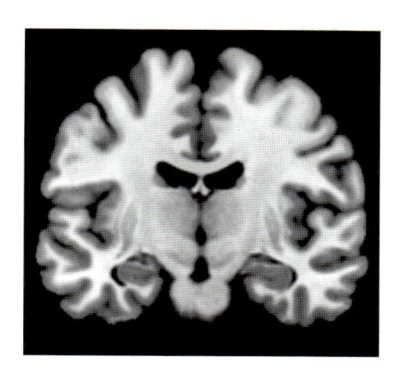

> **CT と MRI**
>
> 　CT（コンピュータ断層スキャン Computed tomography）は，X 線を用いる方法です．MRI（核磁気共鳴画像 Magnetic resonance imaging）では，磁気というまるで違った原理を用いています．いずれの方法を使っても，生きている人間や動物の脳の中の構造を，断面の画像として見ることができます．

　このような脳の断面で見えているものは，脳の前から後ろまで，様々に変化します．そのそれぞれで見える構造が違ってきます．ひとつひとつを覚えるのは，かなり大変なことです．（いろいろな場所の名前は，1000 以上あります．）まず，おおざっぱに大まかな構造を，そのはたらきと対応させながら覚えていき，その後にそのそれぞれについて，より細かなことを覚えていくのがいいかもしれません．

　また，人間やサルに比べてシンプルな脳，たとえばラットの脳についての勉強からはじめるのも，ひとつの有力な方法かもしれません．ラットの脳と比べると，人間の脳では大脳が大きく発達して，脳の他の部分をおおい隠してしまっています．小脳も大きくなっています．

マーモセットの脳
いろいろな断面

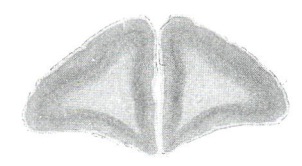

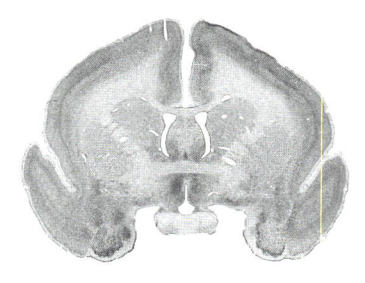

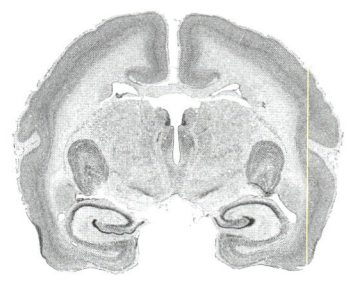

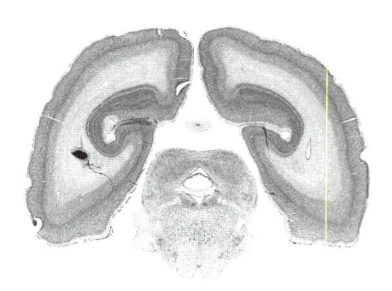

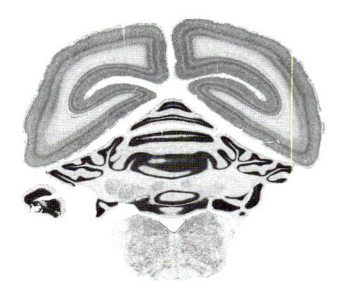

　ここで突飛なようですが，脳をデパートにたとえてみましょう．ラットの脳が地方都市のデパートであるとすれば，人間の脳は都会のデパートにあたるといえるでしょう．どちらの方が，はじめてくる人にとってわかりやすいでしょうか？どちらも，売り場の面積や，品揃えの違いという点を無視すれば，だいたいの構成は似ています．地下に食料品売り場があり，最上階にレストランがあります．途中の階には，婦人服売り場や子供服売り場などがあります．

　脳をデパートにたとえて説明することは，意外と便利なことなのでもう少し続けましょう．肝臓や膵臓など他の臓器は，脳ほど複雑な内部構造は持っていません．それぞれ何種類かの特徴のある細胞を持っていますが，端から端までの，すべての断面で観察しなければ，全体像がわからないというほどのことはありません．脳がデパートに似ているとすれば，他の臓器はマンションに似ています．マンションでは，同じような住居がたくさん集まっていますが，階ごとにすべて配置が異なるデパートよりは，その全体の様子をずっと簡単に理解できるでしょう．入り口のある一階を除けば，各階の平面図は，ほぼ同じようなものです．

第 5 章　内部の構造

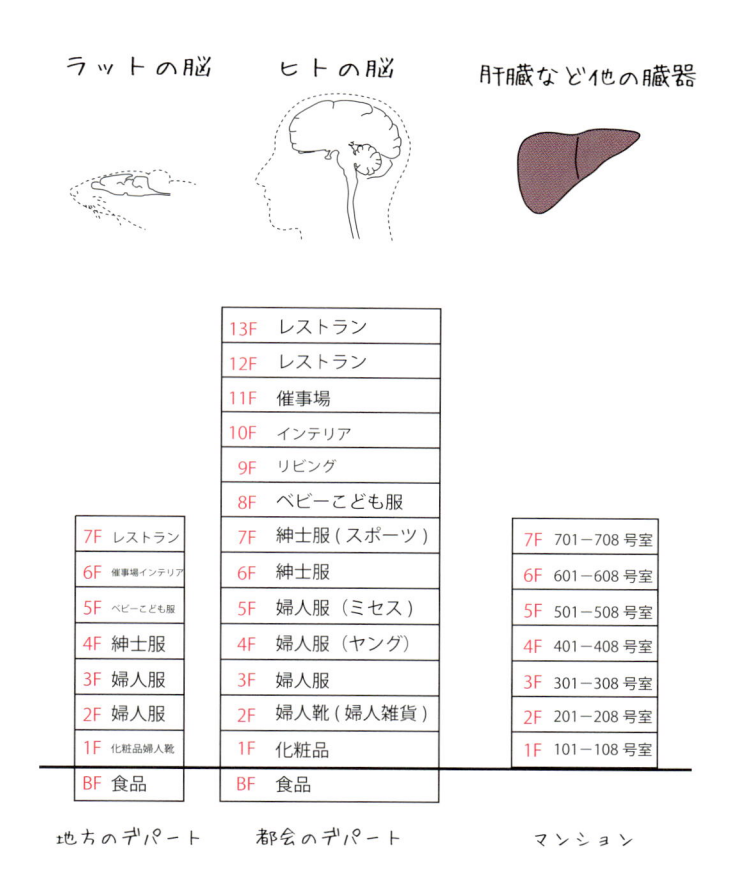

ラットの脳　　ヒトの脳　　肝臓など他の臓器

	13F レストラン	
	12F レストラン	
	11F 催事場	
	10F インテリア	
	9F リビング	
	8F ベビーこども服	
7F レストラン	7F 紳士服(スポーツ)	7F 701-708号室
6F 催事場インテリア	6F 紳士服	6F 601-608号室
5F ベビーこども服	5F 婦人服(ミセス)	5F 501-508号室
4F 紳士服	4F 婦人服(ヤング)	4F 401-408号室
3F 婦人服	3F 婦人服	3F 301-308号室
2F 婦人服	2F 婦人靴(婦人雑貨)	2F 201-208号室
1F 化粧品婦人靴	1F 化粧品	1F 101-108号室
BF 食品	BF 食品	

地方のデパート　　都会のデパート　　マンション

5-3　脳のアトラス

　脳の前から後ろまでのたくさんの断面の写真と，その各断面にどのような構造が見られるかを，順番にならべた本を，脳のアトラスとよんでいます．アトラスとは，もともと地図帳のことです．脳と脊髄以外の臓器については，それ専用のアトラスといったものは存在しません．

　デパートでは，客が行きたい売り場にたどり着けるように，各階にあるいろいろな売り場の平面図をまとめた小冊子が，よく入り口あたりにお

いてあります．フロアマップです．脳のアトラスはこれによく似ています．

　アトラスは脳についての勉強をするためや，脳の実験をするためによく使われています．また，実験で得られた結果の分析をするためにも，使われています．

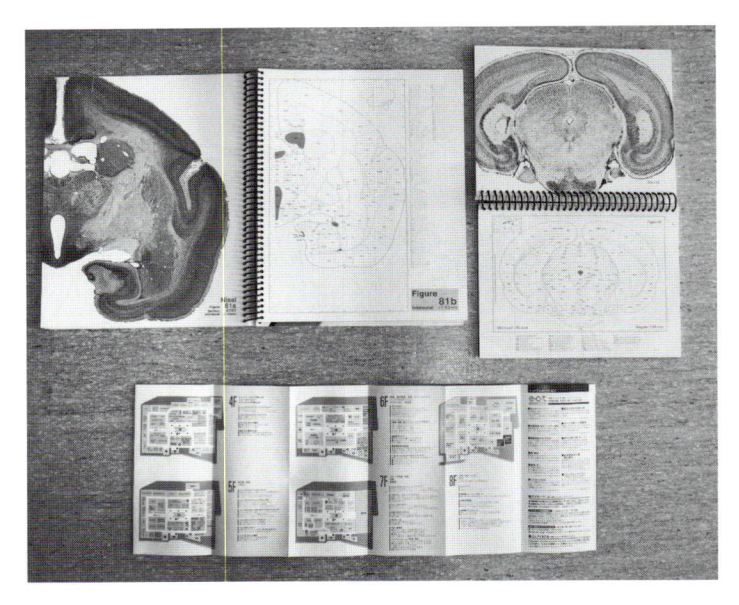

アトラスとフロアマップ

　また，最近ではインターネットで自由に使うことのできるアトラスも，各種公開されています．コンピュータのディスプレイ上で自由に拡大縮小や，観察場所の移動ができて，とても便利です．

脳定位手術

　脳の研究のために，脳の中の特定の場所に注射器で薬を注入したり，針のような鋭い電極を刺して，その場所の電気的な活動の記録をとることがあります．脳定位手術といいます．専用の特殊な装置があって，注射器や

第 5 章　内 部 の 構 造

電極を前後・左右に自由に 0.1 mm 単位で移動し，刺す深さも 0.1 mm 単位で変えられます．アトラスでは，脳のいろいろな場所の座標が読み取れるように，脳の前後の座標が各ページに記載されています．それぞれの脳の断面の画像には，左右方向と深さ方向の目盛が，さらに描かれているのが普通です．

　パーキンソン病の患者の治療のために，人間でも脳定位手術が行われています．

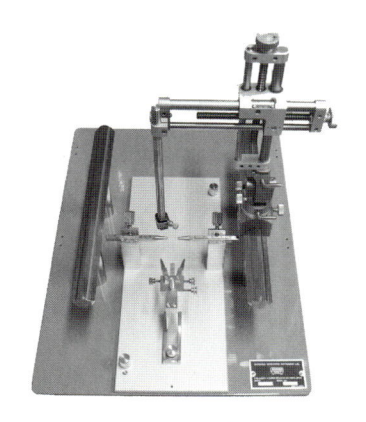

脳定位手術装置

第6章　脳の細胞

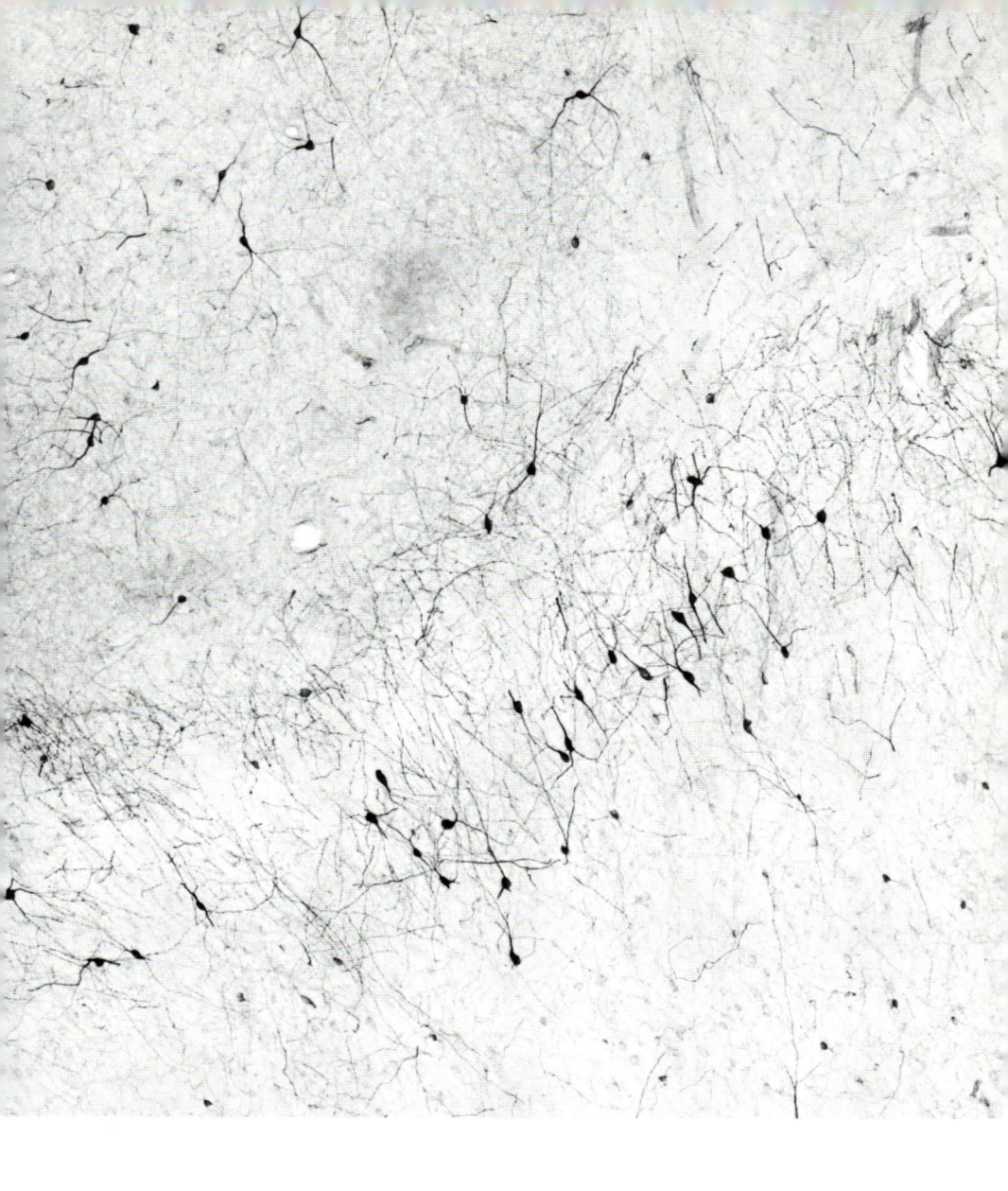

写真：NADPHd 陽性ニューロン

第 6 章　脳の細胞

6-1　生物の基本単位：細胞

　この章では，さらに細かな話にうつりましょう．生物のなりたちを理解するうえで，細胞が基本になるということは，すでに知っていることだと思います．新たな細胞は，すでにある細胞が分裂することによってしか生まれません．細胞の原材料，たとえば核酸・タンパク質・脂質などを用意して混ぜても，元の細胞がなければ，新たな細胞が，突然うまれることはありません．

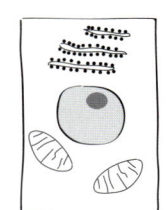

　ふつうの細胞は肉眼では見えません．細胞を見るためには，臓器をとても薄くスライスした上で，色素などを使って染色という作業をしなければいけません．そうして，プレパラートあるいは標本というものを作って顕微鏡で観察することによってはじめて，細胞をみることができるのです．

　肝臓には肝細胞，筋肉には筋細胞など，いろいろな種類の細胞があります．それぞれの細胞には，顕微鏡で見ることのできる特徴があります．また，そのそれぞれの細胞に，その臓器のはたらきを支えるしくみがあり

1　**最初の細胞**　「新たな細胞は，すでにある細胞が分裂することによってしか生まれません．」と書きました．ものごとを突き詰めて考える人（理屈っぽい人？）は，「おおもとの先祖である最初の細胞はどこからやってきたのか？」と疑問に感じるかもしれません．現時点での知識では，大昔に，一度だけ祖先の細胞がそのあたりの材料を集めて，自然にできあがったと考えられています．そのあとは，もし自然に別の細胞ができることがあったとしても，先にできて，すでに洗練されてきた細胞との競争に勝つことが，できなかったのでしょう．その根拠として，遺伝子の暗号表は動物でも植物でも共通であり，異なる暗号表を持っている生物が存在しないことが，あげられています．暗号表とは，タンパク質合成の時に使われる，3個の塩基配列とそれに対応するアミノ酸の対応付けのことです．暗号表が共通であることから，地球上の全生物が，いわば親戚であると考えられています．

第 6 章　脳の細胞

ます．細胞の配列にもまた，そのしくみのための「かたち」の特徴があります．（こういったことを学んでいくのが，組織学という解剖学の一分野です．）

> **細胞の染色**
>
> 　ミクロトームで単に切っただけでは，ほとんど何も観察することができません．細胞の顕微鏡観察には，まず基本の染色法がつかわれます．脳ではニッスル染色（5-1 脊髄の断面，5-2 脳の断面ででてきた写真でもニッスル染色が使われています），他の臓器ではヘマトキシリン・エオジン染色（HE 染色）が，よく使われています．
>
> 　より細かな観察や分類には，ほかにもいろいろな特殊な染色法があります．そこに存在している酵素の働きを利用して染めるやり方（組織化学染色）や，タンパク質をそれに結合する抗体を利用して染めるやり方（免疫染色）などが使われています．

6-2　ニューロン

　脳を顕微鏡で観察すると，ニューロンとグリアという2種類の細胞が区別できます．すでに何回かふれていますが，ニューロンは神経細胞ともよばれています．ニューロンとよばれることの方が，比較的多いようです．脳，脊髄，末梢神経のなかで，情報を伝えるはたらきをしているのは，おもにニューロンです．

　ニューロンは，情報を伝えるために特別なかたちをしています．基本

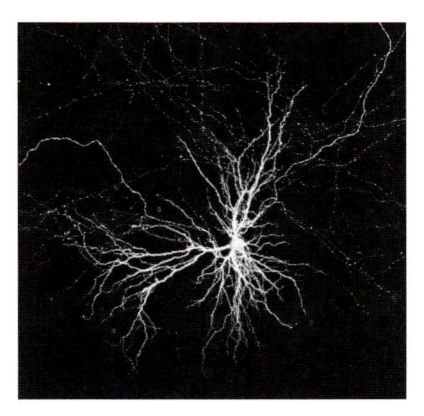

培養されているニューロン
蛍光タンパク質遺伝子を導入して，見えるようにしたものです．

45

的には，情報を遠くに伝えるために，軸索〔じくさく〕というものを，長く伸ばしています．長く伸びた軸索の先では軸索が細かく枝分かれして，さらにその先には，軸索終末というふくらみがあります．先に出てきた，目で見ることができる神経というものは，この軸索が多数あつまってたばになったものです．

　ニューロンの細胞体からは，樹状突起〔じゅじょうとっき〕が枝分かれしながら伸びています．名前のとおり，まるで木の枝のようです．樹状突起は，ニューロンが情報を受け取るためのものです．

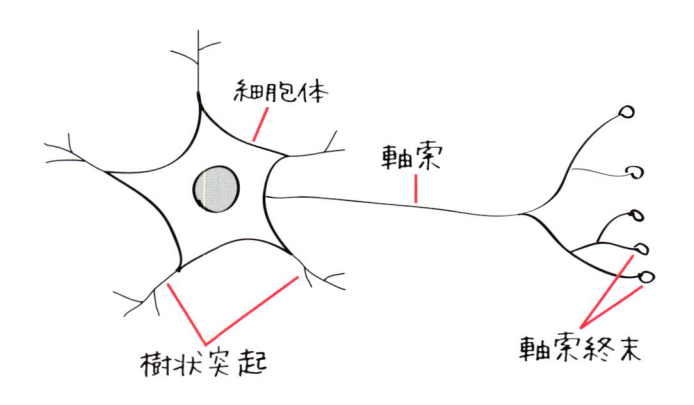

　ニューロンの情報は，軸索を電気信号として伝わっていきます．信号は，ニューロンの細胞体からはじまり軸索終末の方向に，伝えられていきます．

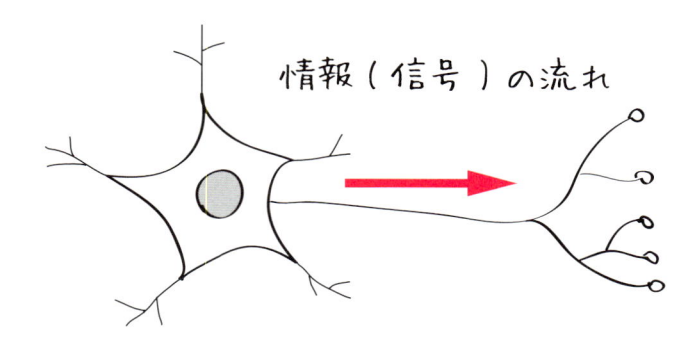

第 6 章　脳 の 細 胞

不減衰説

　電気信号が軸索を伝わっていくときに，遠くなればなるほどその信号の強さが弱くなっていくと，昔は誤って信じられていました．そうではなく，遠くまで伝わってもその信号が弱くならないということを発見したのは，日本人の生理学者，加藤元一でした．

・髄鞘

　大部分のニューロンの軸索のまわりには，厚い脂質（肉の脂身の成分がおもに脂質です）の膜が取り巻いています．膜は何重にもグルグルと巻いています．電気機器のコードが，金属の電線とそれをおおっているビニールからできているのと似ています．しかし，電線と異なるのは，髄鞘ではところどころに切れ目があることです．ニューロンの中には，その軸索が脂質の膜に取り巻かれていないタイプのものもあります．

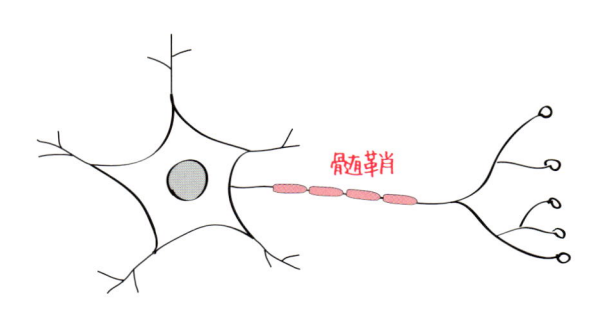

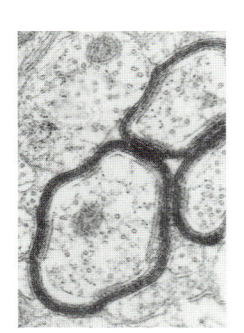

髄鞘

軸索と髄鞘の輪切り
（電子顕微鏡写真）

有髄線維・無髄線維

　髄鞘におおわれている軸索を有髄線維，おおわれていない軸索を無髄線維とよんでいます．（繊維ではなく線維と書きます．）有髄線維は脊椎動物しか持っていません．無脊椎動物の一部では，髄鞘なしに信号の伝導速度を高めるために，とても太い無髄線維が発達しました．イカにもこのような巨大無髄線維があります．電極をつき刺すのが簡単で，神経の電気信号についての研究にイカが大いに役立ちました．

・跳躍伝導

　電気信号は，髄鞘がおおっている部分では絶縁されているので，とびとびに伝えられていきます．こういったしくみで，髄鞘のある軸索では情報の伝えられるスピードが高くなっています．

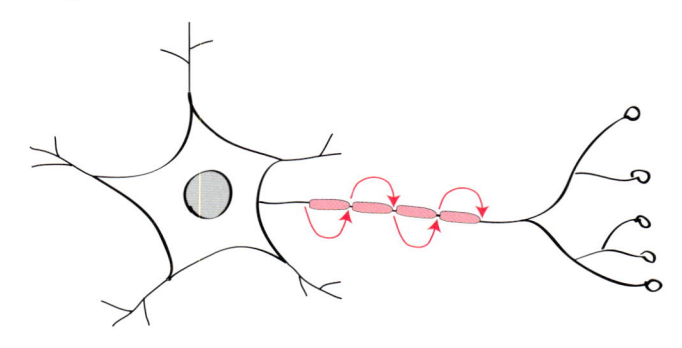

跳躍伝導

　跳躍伝導を発見したのも日本人の生理学者で，加藤元一の研究室出身の田崎一二です．

6-3　シナプス

　シナプスは，ニューロンとニューロンの間にある，とても特徴のある重要な構造です．この本で出てくる，もっとも小さな構造でもあります．さきほど話した軸索終末が，次のニューロンの樹状突起や，細胞体にくっついている場所がシナプスです．

　シナプスでは，あるニューロンから次のニューロンに情報が受け渡されます．軸索終末に電気信号がやってくると，軸索終末の中にあるシナプス小胞が次の細胞に近づくように移動して，そこの細胞膜とくっつきます．その後，シナプス小胞の中にふくまれている化学物質を，ニューロンと

ニューロンのすきまに放出します．この化学物質が，神経伝達物質とよばれています．

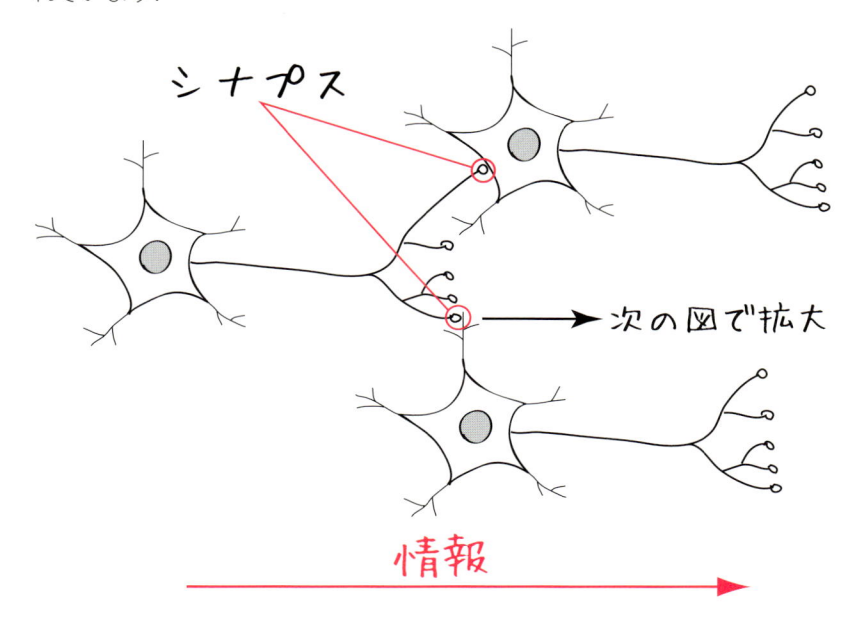

その後，次のニューロンは，神経伝達物質を受け取って，電気的な活動を開始します．電気的な現象と，化学的な現象の両方が，ニューロンの情報伝達に使われているのです．

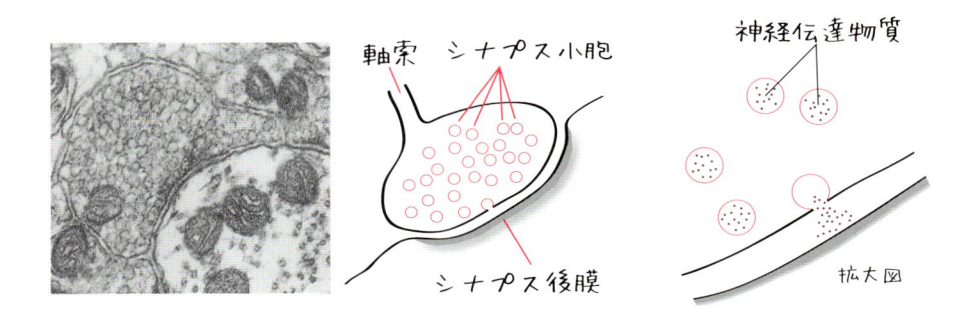

・シナプスの見えかた

　シナプスは，とても小さな構造なので普通の顕微鏡では見ることができません．電子顕微鏡という特殊な，大型の顕微鏡によって，その細かいところがはじめてわかりました．電子顕微鏡によるシナプス発見の前には，ニューロン同士の関係について，かなり激しい論争がなされていました．

電子顕微鏡

　電子顕微鏡では，電子線を加速して標本にあてることにより，細かな構造を観察します．みなさんが目にしたことがある，普通の顕微鏡より，ずっと大がかりな装置です．それでも，神経伝達物質は見えません．よくある普通の顕微鏡では，エネルギーのずっと小さい，目に見える光を標本にあてています．したがって，厳密には光学顕微鏡と呼んでいます．

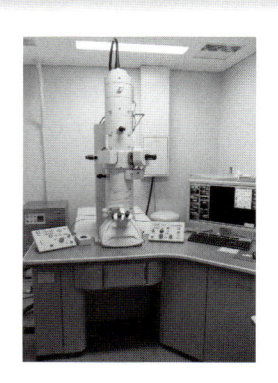

顕微鏡と加速器

　素粒子の研究に使われている加速器は，ある種の顕微鏡だともいえます．一般に，たくさんエネルギーを使う大型の装置ほど，物理学的な原理によって，より細かなものが見える（わかる）のです．数年前に話題になったヒッグス粒子という素粒子（とっても小さい！）は，スイスの山中にある研究所の，山手線一周ほどの大きさの加速器を使って（電気代もスゴイ！），ようやく確認されたのでした．

第 6 章　　脳 の 細 胞

6-4　電気的伝達と化学的伝達

　脳の中での情報伝達に，電気的なものと化学的なものの両方があることがわかったことと思います．こうしたことは，これまでさまざまなかたちで，人工的に利用されてきました．

　電気的な応用として古くからあるのは，脳の電気的現象を調べて，脳のはたらきを探る，脳波検査です．また，精神疾患の治療に用いられる，電気ショック療法も昔からおこなわれてきました．

　近年の応用例では，人工内耳や，パーキンソン病の脳深部刺激療法をあげることができるでしょう．いずれも電気的な直接刺激により，ニューロンの活動を変化させることにより，治療の効果を得ようとするものです．

　一方，薬をはじめとして，シナプスでの化学的伝達に影響をする化学物質が，数多くあります．酒（アルコール）・タバコ・コーヒーやお茶（カフェイン）・覚醒剤・麻薬などは化学的伝達に影響をして，気分，やる気，眠気などを変えてしまうのです．ひどいものには，幻覚を感じさせるものもあるのです．こういったものに依存してしまうことも，よくあることです．（よく中毒といっていますが，正確には少し意味が違います．）

　さまざまな精神の疾患の治療のためにも，いろいろな薬物が投与されます．こうした薬物も，基本的には，シナプスでの化学的伝達に影響を及ぼしているものがほとんどです．

51

第 7 章　ニューロンの集まり

写真：視床の NeuN 陽性ニューロン

第 7 章　ニューロンの集まり

7-1　ニューロンの集まり

　これまで，章を追うごとに少しずつ細かいミクロの話へと進んできました．この章では，話のレベルが少し逆に進みます．複数のニューロンが集まった時に見られるいろいろなかたちの話です．

　このような話は，他の臓器（筋肉，心臓など）では少なく，脳や脊髄独特のものです．

　脳の内部では，多くの場合，同じようなかたちと大きさのニューロンが集まっています．こうしたニューロンの集まりは，同じようなはたらきをしていることが多いのです．ニューロンの細胞体の集まりを，神経核といいます．ただ単に，核と呼ぶこともよくあります．（この場合，細胞の中にある細胞核と混同しないようにしてください．）

　神経核を見るためには，ニッスル染色という青色に染めるやり方が，よく使われます．ニッスル染色は，第 5 章でもでてきましたね．ニッス

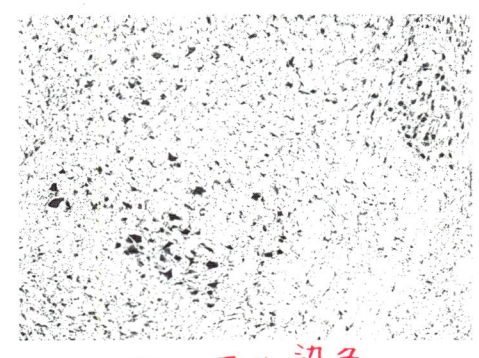

ニッスル染色

第 7 章　ニューロンの集まり

ル染色ではニューロンの細胞体が主に見えます．樹状突起や軸索については，ほとんど見ることができません．（もし全部染まると，真っ青になって，なにも区別できないことでしょう．）

　脳の内部のありとあらゆる場所について，そこにある神経核の境界を定めたり，神経核のはたらきを調べたりといった研究が長いあいだ行われてきました．

7-2　神経核の見かた

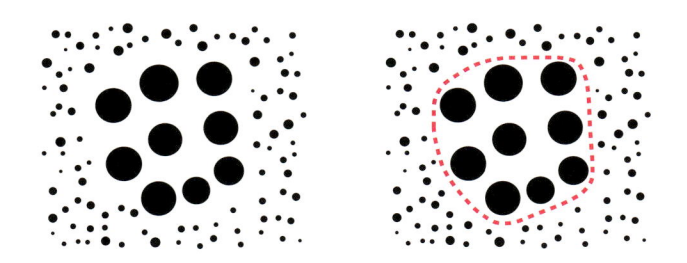

　ここでは，すこし簡単な練習問題をやってみましょう．図では，簡明にするために一個一個のニューロンを丸であらわしてあります．この図では大きな細胞のかたまりが容易に区別できることでしょう．この神経核は，大きいニューロンだけからなる神経核といえます．

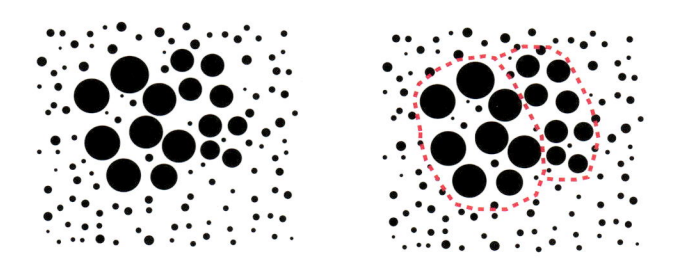

　この図ではどうでしょうか？ふたつのニューロンのかたまりがわかることと思います．

55

このような場合，全体が一つのはたらきをする神経核であり，大きなニューロンの集まりと小さなニューロンの集まりが役割分担している可能性がまず考えられます．また，別の可能性として，それぞれ異なる機能を持っている大きなニューロンからなる神経核と，小さなニューロンからなる神経核が，たまたま隣り合っている場合も考えられます．

　次の図では，線を引くのが難しくなってしまいます．いろいろな大きさのニューロンがまじりあっていて，境界もはっきりしていません．

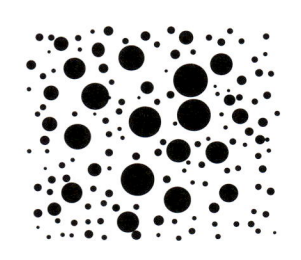

　このように，輪郭があるような，ないような，微妙な場合も実際の脳の観察ではよくあることです．ニューロン（細胞体）の大きさや分布の密度を，前後の断面にわたって詳しく観察するのですが，それでも難しいことも，めずらしくありません．ニッスル染色だけでは難しいときには，他の染色法，各種の組織化学染色や，免疫染色も参考にしながら，神経核の境界を決めていくことも，よくおこなわれています．

> **NeuN 染色（にゅーえぬせんしょく）**
> 　この章の扉絵の写真では，NeuN 染色という免疫染色を使った標本を示しています．この染色では，ニューロンの細胞核を強く染めだすことができるのですが，グリアの細胞核は染色されません．ニッスル染色ではグリアの細胞核も染まるので，見え方が違ってきます．

第7章　ニューロンの集まり

・層構造

　図のように，まるで地層のように見える場所も，脳の中にはたくさんあります．層，あるいは層構造とよばれています．

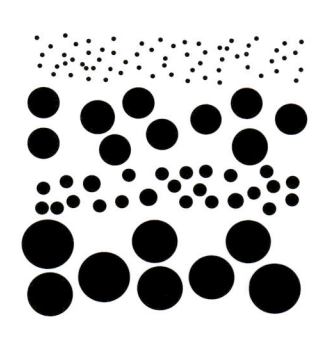

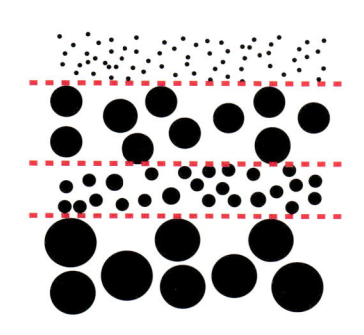

　層構造の代表的な例は、大脳の表面にある大脳皮質や、小脳の表面にある小脳皮質です。大脳皮質は6層、小脳皮質は3層からなっています。

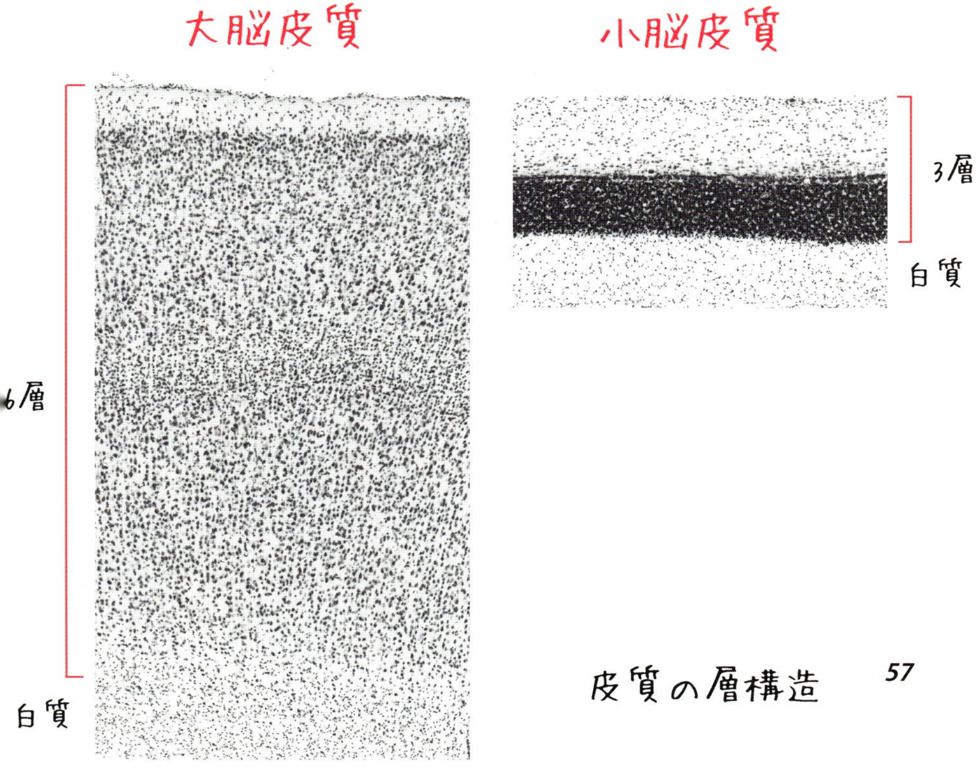

大脳皮質　　　小脳皮質

3層
白質

6層
白質

皮質の層構造

しかし、脳の中の層構造はこのふたつだけにはとどまらず、いろいろな場所で見られます。

7-3　線維連絡

　特定の神経核の同じ働きをしているニューロンの軸索も、ある程度まとまって、伸びていきます。神経核と神経核の間が、どのように結ばれているかによって、神経核のはたらきが大きく違ってきます。また、ある機能（たとえば視覚）に関係している神経核どうしが、たくさんの軸索で結びつけられているいったことも、珍しいことではありません。

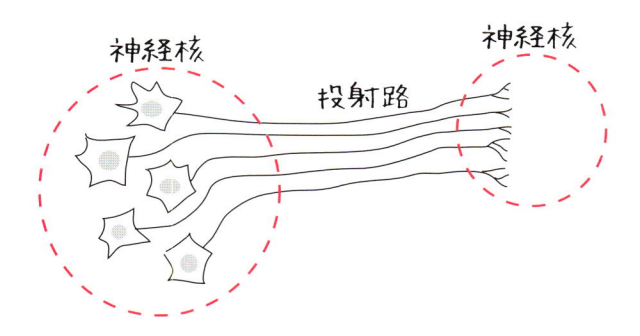

　このような，神経核どうしの軸索によるつながりを，投射路，あるいは神経の伝導路とよんでいます．投射路には，つながり方を重視した名前の付け方をすることもよくあります．たとえば皮質脊髄路というのは，大脳皮質から，大脳皮質のニューロンの軸索が脊髄まで伸びていく経路をさします．肉眼的には，白質になります．

　また，次の図では視覚に関係する，もっとも基本的な経路をあらわしてみました．眼球で光を感じる場所である網膜からは，脳神経の一種である視神経を通して，網膜のニューロンが軸索を伸ばしています．外側膝状体という場所で，次のニューロンにシナプスして，そこのニューロンが大脳

皮質の一次視覚野に軸索を送っています．膝状体皮質路とよばれています．

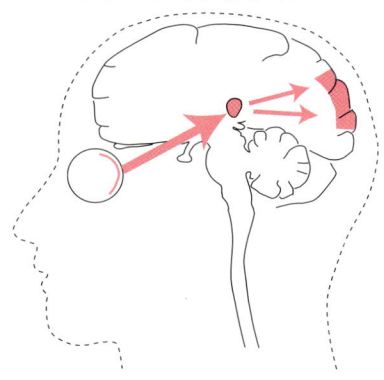

網膜（眼球）→ 外側膝状体 → 一次視覚野

7-4　神経核と投射路のかずかず

　脳の内部の観察を進めていくときに，ほとんどの場合で，いろいろな神経核や投射路を区別しながら進めていく必要があります．そういったいろいろなものの名前が，専門的に細かく分類すると1000以上あることは，すでに説明しました．この本では，細かいことにはあえて踏み込みません．しかしながら，神経解剖学[1]の勉強のかなりの部分が，こういった構造を覚えることに費やされることになるのです．（とてもたいへんですね．）

1　**神経解剖学**　脳の解剖学のことです．解剖学というのは，おもに，からだの「かたち」について研究をする科学です

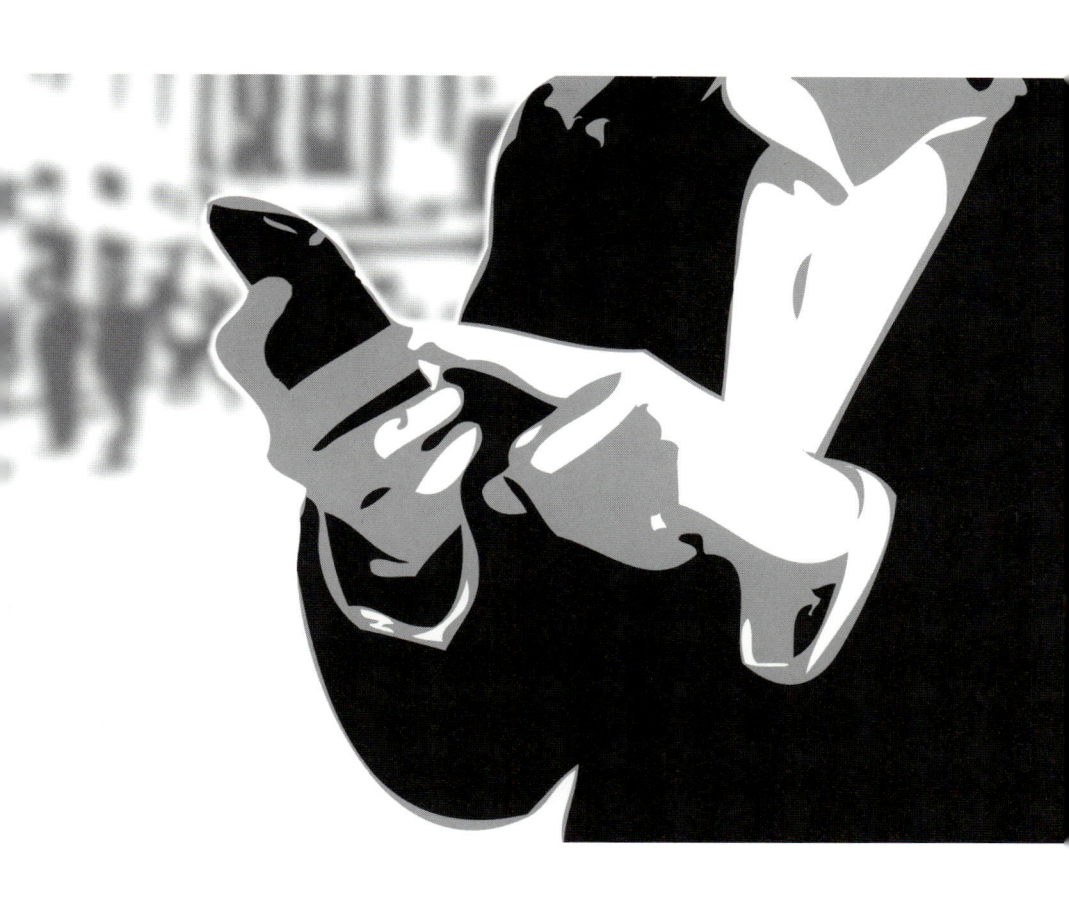

第 8 章　情報と脳

第 8 章　情報と脳

8-1　情報とはなにか

　この章から，話がガラリとかわります．

　これまでたびたび情報という言葉が出てきました．この「情報」とはなんでしょうか？ごく普通に使われているので，みなさんもよく聞くことがあるでしょうが，簡単に説明するのはけっこう難しいことです．

　あなたが歩いてきて，横断歩道にさしかかったとしましょう．信号を見て，赤ならそこで立ち止まります．しばらく待つうちに信号が青に変わります．それを見て，また歩き出します．このとき，「止まらなければならない」のか，あるいは，「進んでいい」のかということが，情報であるということができます．赤では止まれ，青では進めという約束がもともとあって，今現在の状況を伝えるために，信号の光や色が使われているわけです．光や色が，情報伝達のための手段となっているのです．（場合によっては，音も使われていますね．）

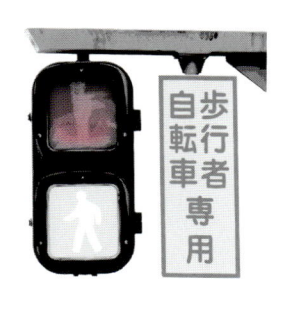

　こんなふうに，抽象的なシグナルでちゃんと情報を伝えるためには，情報を出す側と，情報を受ける側で，伝達手段と，その変化が何を意味しているかという約束を，おたがいにわかっている必要があるのです．

　信号の色が変わるとき，情報の内容も変わります．この「変わるタイミング」ということも情報では，大事なことになります．

第 8 章　　情 報 と 脳

8-2　可能性の拡がり

　つぎに，情報の可能性の拡がりということについて，考えてみましょう．銀行の ATM でお金をおろそうとおもいます．このとき必要なのが，暗証番号です．キャッシュカードの本当の持ち主であるという情報を，数字を使ってやりとりしている訳です．暗証番号は「1684」，「2765」など，4 けたの数字であることが普通です．いったいなん通りの場合があるでしょうか？簡単ですね．数字は 10 種類ですので，10 × 10 × 10 × 10 = 10,000 となり，1 万通りの暗証番号がありうることがわかります．

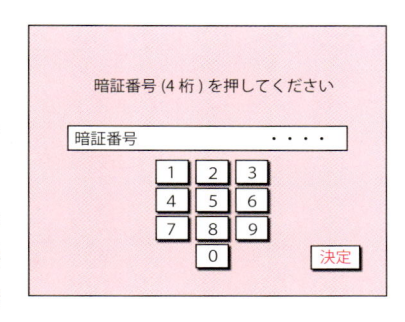

　もし「2ye3」や「ab6z」など，a,b,c.....x,y,z のアルファベットの小文字も同時に，組み合わせることができると，どうなるでしょう？アルファベットは 26 文字ありますので，36 × 36 × 36 × 36=1,679,616 およそ 170 万通りになります．使ってもいい文字数が 3.6 倍になっただけで，組み合わせ数は 170 倍になることがわかります．「girl」とか「mail」といった，英語として意味を持つ単語も，この中には含まれています．

　ひらがなも使っていいことにすると，84 × 84 × 84 × 84=49,787,136 で，おおよそ 5000 万通りにもなってしまいます．この組み合わせのの中には「しあわせ」とか「さよなら」などの，日本語の言葉が含まれることになります．

　「け 7bn」「9k はち」など，4 文字の組み合わせでもこの騒ぎです．400 字詰の原稿用紙一枚ではどうでしょうか？漢字も使っていいことになると，どうでしょうか？（計算してみてください．）さらにこの原稿用紙を何十枚や何百枚も使って書かれた文章では，途方もない大きな組み合わせ

63

の可能性があることがわかることと思います．まるっきりのでたらめから，小学生の作文や，ベストセラーの小説まで，いろいろな場合がありうるわけです．

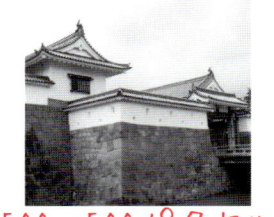

　ここまでの話で，組み合わせの数というものが，あっという間に非常に大きな数になることが，理解できたでしょうか？人間の脳には，このように，組み合わせの数として簡単に増えてしまう情報量をあつかって意味をつかみ取る能力が，要求されているのです．

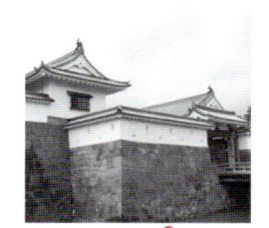

　こんどは，別のケースについて考えてみましょう．目で見ている世界の情報についての例です．デジタルカメラなどでは，画素数という言葉がよく使われています．この値はどの程度細かく写すことができるかの，指標になる数値です．デジタルの画像では，横や縦の解像度をピクセル数であらわします．縦と横のピクセル数を掛け合わせると，画像全体の画素数が計算できます．

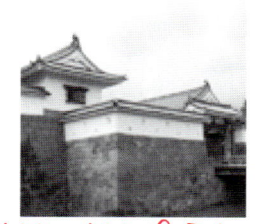

　見本の画像を用意してみました．500×500 ピクセルだと 25 万画素ということになります．25 万個の四角形の濃淡でこの絵ができているということです．

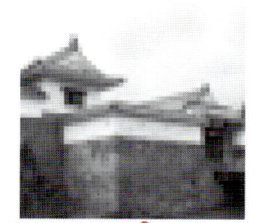

　順次画素数を減らしていくと，どのように見えるでしょうか？右の図では，4万，1万，2500，400 画素と画素数が減らされて

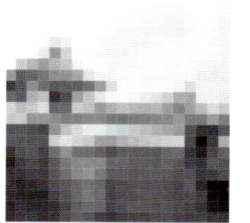

500×500 ピクセル

200×200 ピクセル

100×100 ピクセル

50×50 ピクセル

20×20 ピクセル

第 8 章　情 報 と 脳

います．画素数が減っていくにつれて，ギザギザが見えてきたり，像がぼんやりとしていくのがわかると思います．（200 × 200 ピクセル・4 万画素でも微妙に像が悪くなっていることがわかりますか？）

　人間が，外の世界をはっきりとみるためには，見ている視野全体にわたって，最低でも，先の図でいうところの，200 × 200（4 万画素）くらいに，そしてできれば 500 × 500 ピクセル（25 万画素）の程度の詳しさで，見えなければいけないことが，わかったと思います．そのとき，それぞれに対応したニューロンとその軸索が，別々に濃淡の情報（この写真では，256 段階）を，劣化させることなしに，脳の方に伝えなければならないのです．

　眼で得られる画素数が十分であるとしても，脳に伝える神経が 20 × 20 ピクセル分の情報しか運べないとすると，それに相当する 400 画素の見え方しか，最大でも得られないということです．脳の処理能力についても同じことがいえます．きれいな画像として見ることができるためには，それ相当の処理能力が脳には必要です．カラーの画像では，さらに色の情報処理も加わります．

　このように，脳の処理すべきデータは，非常に大きなもので，なおかつ，感覚器（眼・鼻・耳などのこと）から脳に情報が運ばれるあいだや，脳の中での情報処理のあいだに，情報が失われることの無いようになっていなければなりません．

地デジ

　地上デジタルテレビでは，どれくらいの画素数の画像をあつかっているか知っていますか？画面は，1440 × 1080 ピクセル（一部は 1920 × 1080 ピクセル）ですので約 150 万画素または，約 200 万画素の映像になります．こうした画像が，毎秒 30 回ほど入れ替わることにより，動いて見えるようになっているのです．

視覚の一部だけでもすごいのですが，これにくわえて，音・匂い・味も処理しなくてはならないのです．さらに，からだの表面からの情報，すなわち，皮膚が感じ取っている，触った感覚，熱い・冷たい・痛いなどの情報もあるのです．

　わたしたちの脳は，このように非常におおきな組み合わせの可能性のあることをあつかっています．すなわち，膨大な可能性のある情報を，処理し続けているのです．

8-3　情報の入出力

　情報の入力や出力といったときに，一番思い浮かびやすいのが，普段目にすることの多い，コンピュータであることでしょう．コンピュータは情報入力のための道具として，キーボードとマウスを持っていることはよくわかると思います．逆に，出力のための道具としてよく使われているのは，ディスプレイとプリンターですね．また，最近のコンピュータでは，ふつうインターネットに接続していることでしょう．インターネットは情報の入力と出力の両方に，使われています．スマートフォンの場合はどうでしょうか？考えてみてください．

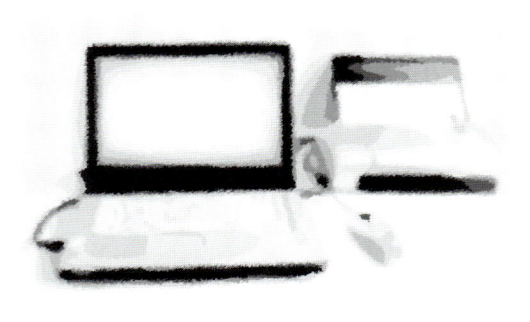

　脳の場合の，入出力について，もう一度ここで整理しておきましょう．感覚器というものが，からだの外からの情報を受け取っています．光・音・匂いなどです．これが，脳の入力です．情報は脳の中でいろいろな処理を受けます．脳の出力は，ふつう筋肉の運動と，ニューロンと腺からの化学物質の分泌というかたちでのみ，脳の外にあらわれます．走ったり，おしゃべりしたり，悲しい表情をしたりすることはすべて，その部分のからだを

第 8 章　情報と脳

動かすことで，もとをただせば筋肉の収縮ということになります．

　脳は，入力に対して単純に反応して，出力をしているばかりではありません．時と場合に応じて，その反応を柔軟に変化させているのです．こうしたことに深くかかわる脳のはたらきが，「記憶」や「感情」といったものです．さらに，脳自身のメインテナンスにかかわるはたらきもあります．この図では，ひっくるめて内部処理としてあらわしてみました．

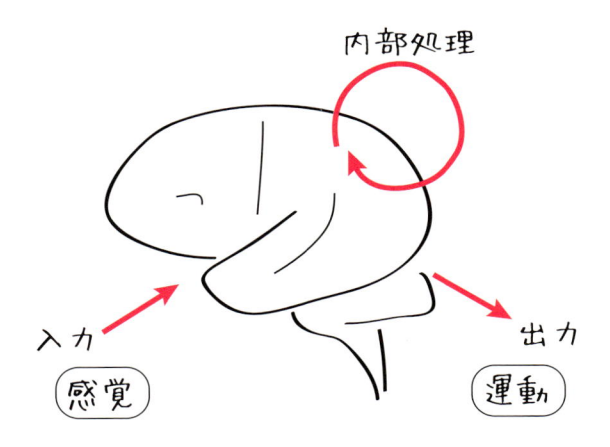

　第 9 章からは，感覚と運動，そしていろいろな内部処理について，わけて順に考えていくことにしましょう．

8-4　生物の使っている情報

　さまざまな動物は，外の世界の情報を常に集めつづけています．たとえ眠っている時であっても，危険が迫ってきたときには，飛びおきなければいけません．おきている時ほどのことはなくても，つねに外の世界をモニターしつづけているのです．また，からだの内部のさまざまな臓器の状態も，モニターしつづけています．

67

動物は，結局のところ，なんのために情報のやりとりをするのでしょうか？脳は，いろいろなかたちで，情報のやり取りや，処理をしています．そしてその結果として，生きていくことと，子孫を残すために必要な行動をうまくやりぬいていけるように，進化してきました．

そんな行動のうちで，特に重要なのは以下の三点だといえるでしょう．

・摂食と摂水
　エサや水を探し求めて，飲み食いをすること．自分のからだを維持していくためのエネルギーを得なければなりません．

・防御
　外敵から自分の身を守ること．自分がエサになってしまっては，元も子もありません．動物によっては，より安全にすごせるように，巣を作るものもいます．

・生殖
　子どもを産み育てて，子孫を残すこと．そのためには，相手を見つけなければいけませんし，同性との競争にも勝たなければなりません．子孫を通して，自分の遺伝子を残すことが目標です．

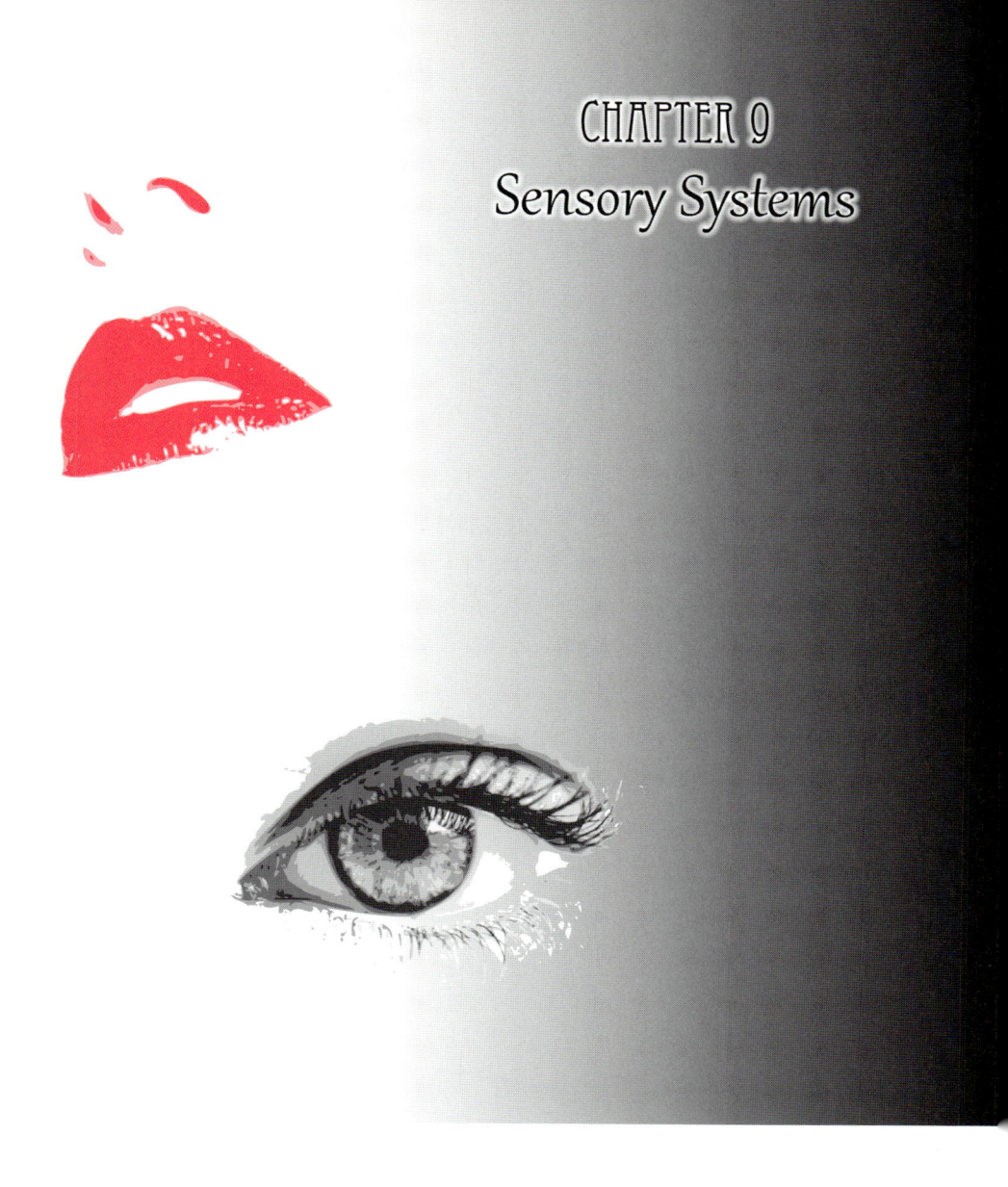

CHAPTER 9
Sensory Systems

第 9 章　感覚

第 9 章 感覚

9-1 脳の外から内へ

　感覚は，脳の入力です．

　感覚のしくみに最初にかかわる細胞（時には，細胞の一部）は，受容器とよばれています．受容器が，外界の光や振動を，ニューロンで使われているような電気の信号に，変えているのです．受容器からの情報は，通常何回かニューロンをのりかえて，脳の深部にある視床〔ししょう〕という神経核に到達します．そこで視床皮質路を作っているニューロンにシナプスし，その視床ニューロンが大脳皮質に情報を伝えています．

　脳は，「からだの外の情報」と「からだの内の情報」の両方を受け取っています．「体の外の情報」については，物を見たり，音を聞いたりといったことですので，わかりやすいことだと思います．「体の内の情報」とは，なんでしょうか？おなかが痛いとか，おなかがすいたといったような，内臓からの情報のことです．また，血液中の二酸化炭素濃度のような情報も受け取っています．

　さてここで，第 2 章ででてきた，「ミミズのような生き物」にふたたび登場してもらいましょう．この動物が感じているのは，皮膚の感覚と筋肉

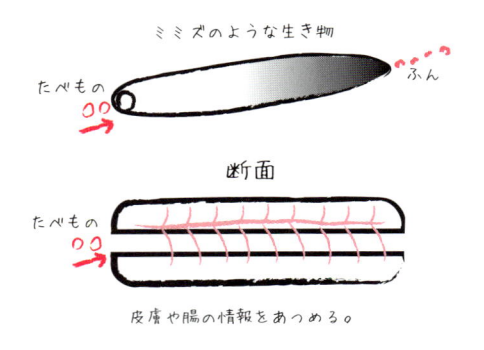

の感覚です．「体性感覚」とよばれています．また同時に，内臓の感覚は，腸管神経系を経由して受け取っています．こちらのほうは，「内臓感覚」とよばれています．

それ以外の，光・音・匂い・味についての感覚のことは，「特殊感覚」とよんでいます．第2章の話からわかるように，進化上，後からできてきて，また脳とも密接にかかわっているので，特殊とよばれているのです．

9-2 体性感覚

からだ全体の皮膚の感覚です．より細かくわけると，痛い・熱い・冷たい・触ったかどうかの感覚，があります．また，筋肉や関節の感覚も体性感覚に含まれます．また，口の中などの，一部の粘膜の感覚も含んでいます．（口内炎の痛みは，だれでも一度は経験したことがあるでしょう．）

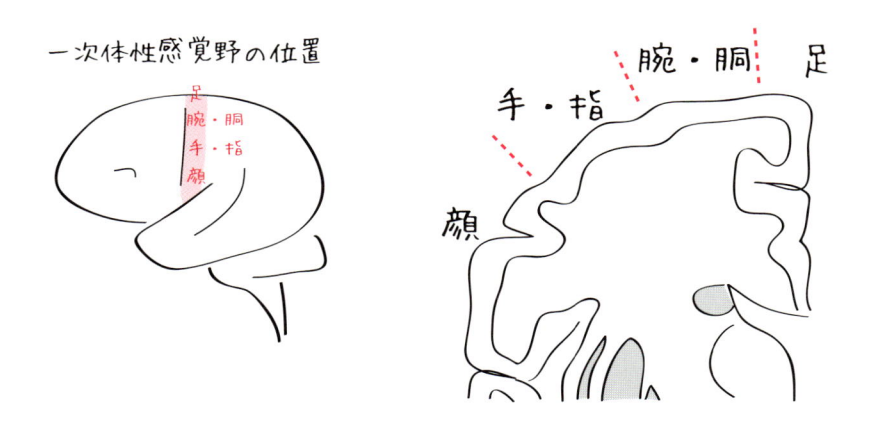

大脳皮質の一次体性感覚野には，からだの各場所が再現されています．右の脳の大脳皮質には，からだの左側の半分が再現されています．逆に，左の脳の大脳皮質には，からだの右側の半分が再現されています．このような再現は，頭と足の関係が，実際のからだとはさかさまになっています．逆立ちしたような姿です．

大脳皮質の一次体性感覚野では、感覚の鋭敏なところは広く逆に鈍いところは狭いという特徴があります。顔の中でもくちびるのあたりや、両手の指先が特に広く再現されていて、こういった場所の皮膚の感覚が鋭敏であることが納得できます。

・深部感覚
　筋肉・腱・関節などからの感覚で、動きや伸び縮みをモニターしています。運動時の調節や、からだの姿勢を保つために必要な感覚です。

ネズミのヒゲ
　ネズミはヒゲの感覚がとても鋭敏です。ヒゲの一本一本に対応した場所が大脳皮質の一次体性感覚野にあることがわかっています。また、一次体性感覚野において、ヒゲの領域が占める割合が、もっとも大きくなっています。

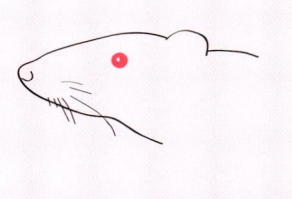

9-3　視覚

　光は角膜やレンズで屈折して、網膜に到達します。網膜で像はさかさまに映っています。この映っている像がピンボケだと、外の世界ははっきり

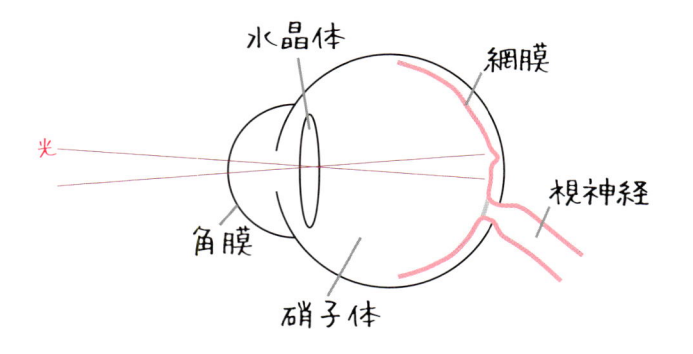

第 9 章 　 感 覚

とは見えません．メガネやコンタクトレンズをしている人はよくわかることと思います．また，顕微鏡や望遠鏡を使って，ピント調節をしたことのある人もすぐにわかることと思います．眼では，水晶体の厚みが変わることにより，屈折の程度が変化して，ピントの遠近が調節されます．

　光が通過する場所なので，角膜・水晶体・硝子体は，よく磨かれたグラスのように，とても透き通っています．

魚の鮮度
　魚は，その眼をよく見て，鮮度を確かめて買えと言われます．生きている時は，光を透過させるために，角膜，水晶体，硝子体といった光の経路にあたる部分は透明です．死後，こうした場所にある透明なタンパク質が変性して白濁していくのです．時間がたてばたつほど，透明だった眼が濁っていくので，鮮度の目安になるのです．

白内障
　白内障は，高齢者に多い眼の病気です．水晶体が濁って，ものが見にくくなります．（メガネや窓ガラスが曇るとよく見えないのと，同じことです．）濁った水晶体を取りだして，人工レンズに置き換える手術をします．いっけん大変そうに聞こえますが，ごく短時間で終わる手術です．

　光を感じているのは，網膜です．網膜は層構造になっていますが，眼の一番奥の方（図では右の方）に光の受容器があります．網膜の中で，2回シナプスを乗り換えてから，視神経となって脳につながっていきます．（視神経は，脳神経のひとつです．）

・網膜の検査
　光は眼の外から，透明な角膜・水晶体・硝子体を通って網膜に到達しています．したがって，逆に，外から網膜の様子をのぞきこむことが可能で

す．そのために，眼底鏡（検眼鏡ともいいます）や眼底カメラを使います．網膜やそこにある血管の異常を，詳しく観察することができるのです．

・錐体〔すいたい〕と杆体〔かんたい〕

　網膜にある光の受容器には，錐体と杆体の 2 種類があります．錐体は色を区別する能力にすぐれ，杆体は細かいところを見たり，暗いところで物を見る能力がすぐれています．

・両眼視

　人間をふくむサルの仲間では，顔を前から見たときに，左右の目が横に並んでいます．顔の横のほうに目がある，たとえば馬なんかとは，ずいぶん違います．サルでは両目が同じ視野を見ることにより，ものを立体的に見ているのです．森の中で，木の枝から枝へと移動するためには，枝が立体的に見えて，距離がちゃんとわからなければいけないからです．馬では，そんな必要はありません．草原にいて，広い範囲を見わたすことが必要です．敵があらわれたときに，いち早く逃げはじめなければなりません．

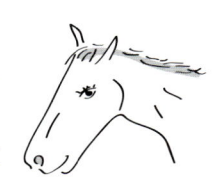

9-4　聴覚

　音は，空気の振動です．太鼓では，張られた膜をたたいて振動させて，空気の振動にすることにより，音を出します．イアホンやスピーカーでは電気信号を空気の振動に変えることにより，音を出しています．

　空気と水の境界があるとき，音は，水中には入らず水面で反射されてしまいます．学校のプールの時間などで水中に潜ると，先生の声や生徒の話声など，周囲の騒音が聞こえなくなって静寂を感じたことがあるでしょう．

第 9 章　感　覚

シンクロナイズドスイミングでは，そのため水中にもスピーカーが設置されています．

　宇宙空間では，空気がなく真空なので，音は伝わりません．よく SF 映画などの戦争シーンで，爆発音が聞こえますが，これは完全に視聴者のためのウソの効果音です．（効果音がないと，観ててとてもさびしい映画になってしまうでしょうが．）

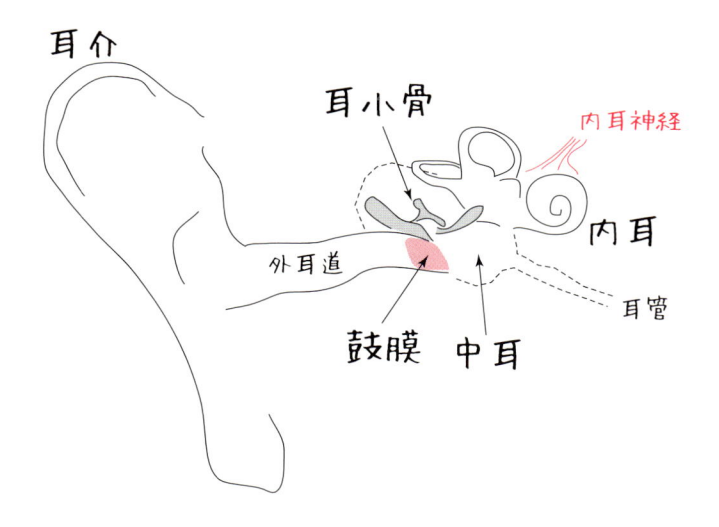

　さて，空気中を伝わってきた振動は，耳介で集音され，外耳道を通って，鼓膜に到達します．空気の振動が，鼓膜という耳の穴の奥にある膜を動かします．振動は，つぎに耳小骨の振動となります．耳小骨は中耳という空間の中にある，三つの小さな骨です．耳小骨は，続いて内耳の中にある液体を振動させます．液体の振動はさらに，内耳の中の受容器にある，非常に細かな毛を振動させ，ここで電気信号に変換されます．内耳から出ている内耳神経は，脳へと向かいます．

耳管

　耳管という管で，中耳と口の中がつながっています．普段はつぶれていて，あまり行き来はありません．高層ビルのエレベータや，飛行機に乗ったりすると，よく耳がツンとします．これは，外の気圧と中耳の気圧に差ができるためです．アメをなめたり，つばを飲み込むことによって，耳管が開くと，気圧差がなくなり，元に戻ります．

　口の中の病原菌が（口の中には雑菌がうようよいます），耳管を通って，中耳に入って感染することがあります．これが中耳炎です．

・コウモリと超音波

　コウモリは，超音波で鳴きながら飛んでいます．飛びながら，音波が反射してくるのを耳で聞いているのです．これによって遠くにある障害物やエサを知ることがでます．暗闇を上手に飛んでエサを得ることができるための，すぐれたしくみです．

コウモリのレーダー

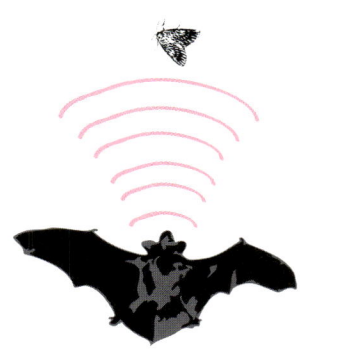

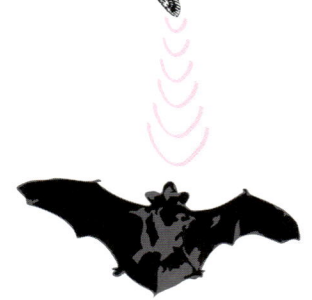

超音波を出して　　跳ね返ってくる超音波でエサを知る

第 9 章　感　覚

・平衡感覚

　内耳の立体的なかたちは，とても複雑です．おおざっぱにいって，渦巻きのようにまいていて，かたつむりの殻のような部分と，輪っかが3本ある部分からなっています．渦巻きの部分は，外から来た音を聞き取るための細胞がある場所です．そのほかの部分では，頭の「傾き」や「動き」を検知している場所になります．こういったはたらきが，正常にはたらかないと，「めまい」を感じることになるのです．

9-5　味覚

　いろいろな化学物質に対して，直接，接触して感じているのが，味覚です．ほとんどの場合，なんらかの液体に溶けた形での化学物質を，感知しています．味覚の受容器は，舌の表面にある味蕾〔みらい〕の中にあります．

　実際にものを食べている時に感じている，食べ物や飲み物の「あじ」は，けっして舌の味覚だけでなりたっているわけではありません．口の外や口の中で，食べ物や飲み物から拡がっている，「香り」も嗅覚として同時に感じて，総合的に，よくいう「あじ」がわかるのです．鼻をつまんだり，風邪をひいている時などに，食べ物の味が変わってしまうことを，経験したことがあると思います．

化学物質と受容体

　味蕾の受容器の表面には，「あじ」の受容体というタンパク質があります．「あじ」のもとになる化学物質が，受容体に結合すると，細胞内や細胞膜にさまざまな変化がおこって，受容器が電気信号を発生します．似たような話を思い出しませんか？そうです「6-3　シナプス」ででてきました．シナプスでは，シナプス小胞から放出された神経伝達物質という化学物質が，シナプス後膜に作用して，後のニューロンの電気信号をひきおこすと

書きました．シナプス後膜には，神経伝達物質に対する受容体が存在しているのです．

・舌の味覚の地図

甘い，酸っぱいなどのあじによって，それを感じている舌の場所が異なるといわれてきました．図のような舌の味覚の地図が，昔からよく使われてきたので，見たことがある人も多いと思います．現在は，この説は誤りで，舌のどの場所でも，さまざまな味を感じることができるとされています．

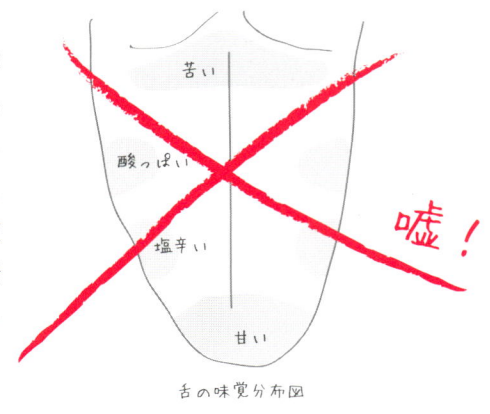

舌の味覚分布図

9-6 嗅覚

わたしたちの嗅覚は，空気中を漂ってくる，匂いを感じているものです．直接，接触する味覚との違いははっきりしています．嗅覚に最初にかかわる場所は，鼻の穴の天井にあたるところにある，嗅上皮です．ここに嗅覚

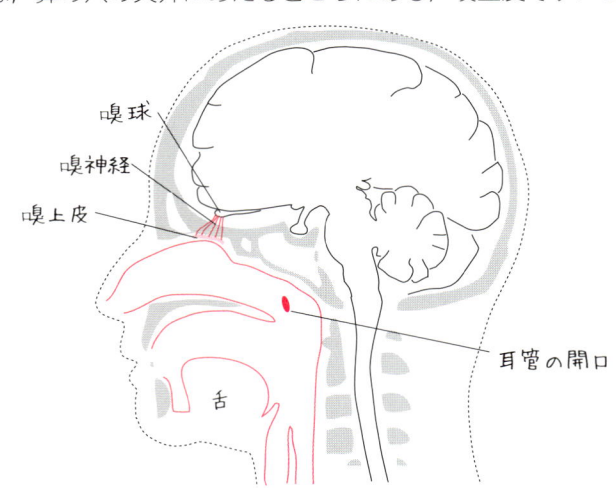

第 9 章　感　覚

の受容器があります．鼻の穴の奥は，口の奥のほうとつながっています．嗅上皮から出る嗅神経は，大きなたばにはならず，細かい多数の神経が頭蓋骨をつらぬいて，脳の下面にある嗅球に入っていきます．

　魚では，鼻の構造はかなり異なります．また，そのはたらきかたも，ずいぶんと異なります．進化上は魚の鼻が元の形です．その後いろいろな変化があって，わたしたち人間の今の形になったといえます．

　魚では，鼻の穴の先は，口の奥とはつながっていません．頭の片側について，鼻の穴には入り口と出口の二か所の開口した部分があります．水流の入り口と出口にあたります．

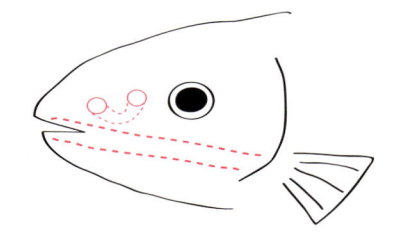

　魚は，水中で生活しているので，空気中ではなく，水中に溶けている化学物質を嗅覚として感知しています．ところがこれでは，味覚との差がすぐにはよくわかりませんね．

　ある例で考えてみましょう．サケは大洋で成長して，その後生まれた川に帰って，上流にさかのぼり産卵します．自分の生まれた川を，川の匂いをもとに嗅覚系で区別していると考えられています．と同時に，匂いが繁殖のための川への移動という，新たな行動を誘っているとも考えられます．この行動はサケの生涯に，ただ一度限りなので，けっして学習によって得られた行動ではありません．

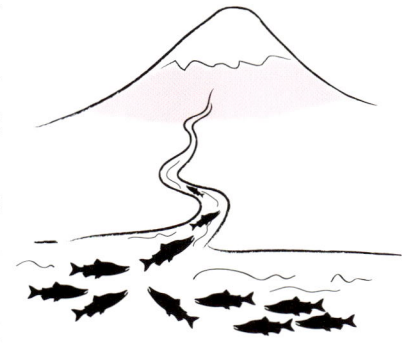

79

それまで学んだこともないのに，思わずしてしまうような行動に匂いが深くかかわっていることが多くあります．たとえば，腐った匂いなど，嫌な匂いを嗅ぐと，どうしようもなく避けたい気分になったり，嫌悪感を感じるのは，よく経験していることでしょう．また，この逆の場合もあります．

　匂いと，それによって誘発される行動のプログラムには，大脳の下面に近い視床下部〔ししょうかぶ〕という場所が関連しています．視床下部は，とりわけ，生存や生殖に関連の深い行動に，かかわっているとされています．

嗅球

　大脳はもともとの成り立ちでは，特に匂いの情報処理に密接にかかわっていた場所だったと考えられています．その根拠の一つとしてあげることのできる例は，嗅球から，直接，大脳皮質にニューロンの軸索が伸びていることです．これは例外です．

　前にも触れましたが，そのほかの感覚では，すべて視床で一度シナプスしてから，視床のニューロンが大脳皮質に投射しています．

・鼻涙管
　実は人間でも，鼻の開口部は，片側に一つだけではありません．眼の鼻に近いところに，鼻涙管が開口しているのです．鼻涙管は，眼の表面から

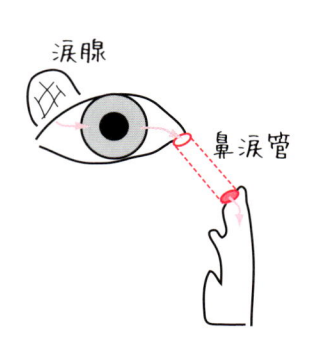

鼻の穴に到る経路になっています．普段はここを通って，涙が鼻の穴の奥に流れ込んでいます．

　涙は涙腺から，つねに少しずつ流れ出しています．角膜の表面の乾燥を防ぎ，さらにきれいに保つ役割をしています．泣くと涙があふれるのは，鼻涙管で排水しきれなかった分があふれ出るからです．また，泣いている時，鼻涙管に流れ込む涙の量は普段よりはずっと増えるので，鼻水がでます．泣きながら鼻をかむことになるのは，このためです．

　鼻涙管は，魚の管状の鼻の名ごりだといわれています．

9-7　大脳皮質の感覚野

　この章の終わりに，大脳皮質の感覚野について簡単に解説しておきましょう．これまで何度か書いてきましたが，受容器からの感覚の情報は，何回かニューロンを乗り換えた後で，大脳皮質の一次感覚野という場所に到達します．

　感覚情報の処理が，一次感覚野ですべて終わるわけではありません．一次感覚野の近くにある，二次感覚野やそれに続く大脳皮質の場所で，さらに高度な情報処理がなされるのです．たとえば，一次視覚野の近くには，見ているものの動きを分析する場所や，色について分析する場所などがあります．

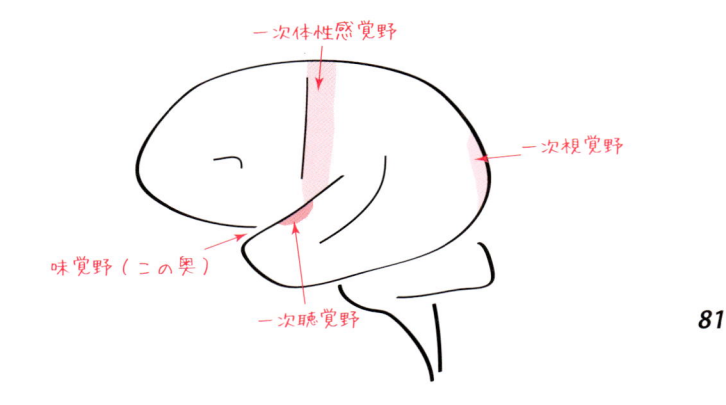

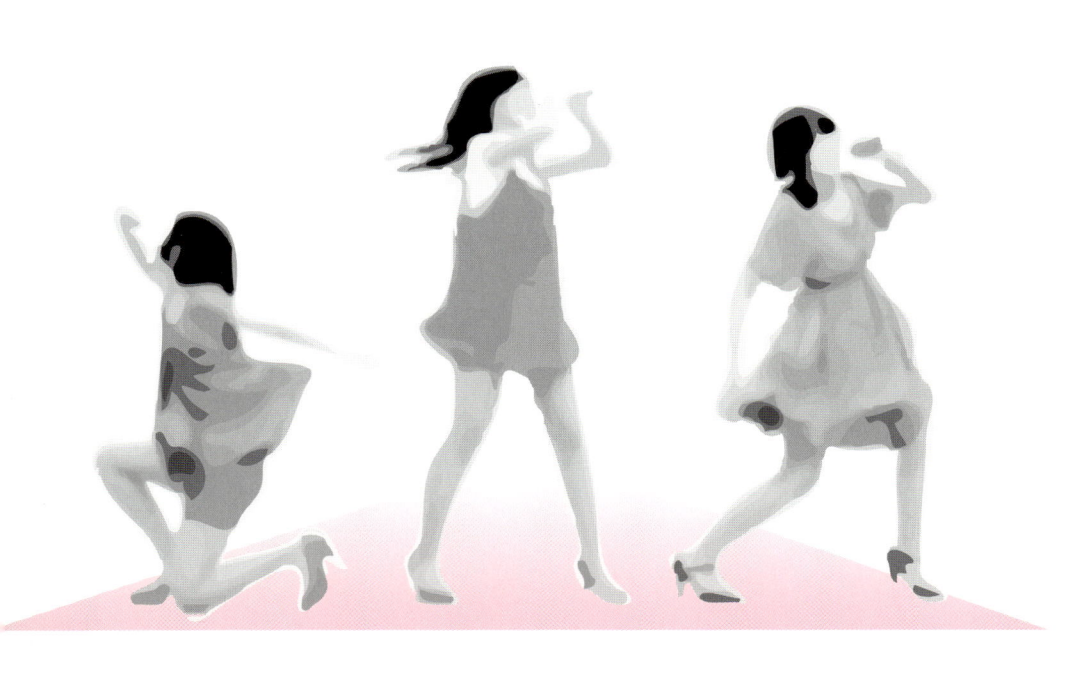

第 10 章　運動

第 10 章　運動

10-1　脳の内から外へ

　運動は，脳の出力です．

　脳と脊髄に無数にあるニューロンの中で，脳と脊髄の外に軸索を送っているニューロンが，脳の外に情報を伝えています．そういったニューロンの情報をうけて，実際にはたらいているのは筋肉と腺です．脳が外の世界に影響を与えるためには，運動というはたらきが欠かせません．

> **特殊な動物**
>
> 　まれな例になりますが，外の世界に，電気の作用ではたらきかけている動物もいます．デンキウナギやデンキナマズなどです．発電器官という電気を発生する器官をもっています．周囲の小動物を感電させて，エサとして食べています．この発電器官は，もとは筋肉で，それが特殊なかたちに変化したものです．
>
> 　腺をつかって，外敵から身を守っている動物もいます．スカンクのことですね．

10-2　ニューロンと筋肉

　運動ニューロンというのは，筋肉を支配しているニューロンです．比較的，大型のニューロンであることが多いです．運動ニューロンは脳や脊髄の中にあり，そこから軸索を外に伸ばして筋肉にシナプスしています．この軸索のたばが，運動神経とよばれています．

　顔の表情も，手の動きも，目の動きも，口で話すことも，すべてが結

局のところ運動ニューロンと筋肉によって最終的に行われているのです．みなさんが，移動するときや，何かを動かすときだけではなく，今の気持ちを他人に向かって伝えるときも，運動ニューロンと筋肉にたよっているのです．

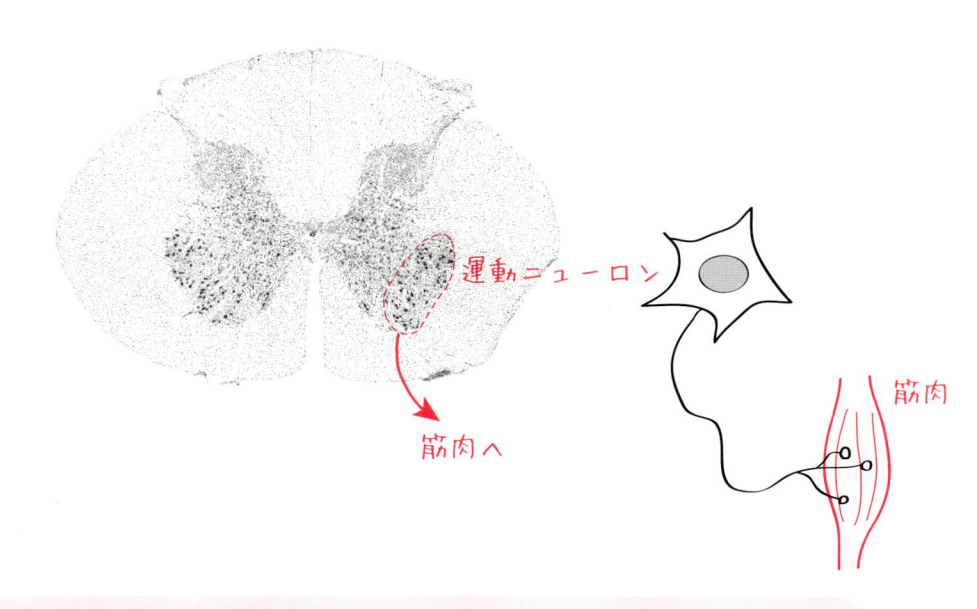

> **筋委縮性側索硬化症（ALS）**
> 　これは運動ニューロンだけが壊れていく病気の名前です．そのため進行するにつれて，全身の筋肉が，思うように動かす事ができなくなっていきます．そうなると，患者が外界にメッセージを伝えることが，だんだん難しくなっていくのです．また，呼吸をするための筋肉を動かすことができなくなると，人工呼吸器が必要となります．

10-3　反射

　お湯を沸かしている熱いやかんや，ロウソクの炎にうっかり触れてしまうと，一瞬で手を引っ込めてしまいます．みなさんも，経験があるこ

とでしょう．この時，ふだん手を動かそうと思って動かす時とは違い，動いたことに気づくのは手が引っ込んでしまったあとです．また，熱さに気づくのも，同様に手が引っ込んでしまったあとになるでしょう．

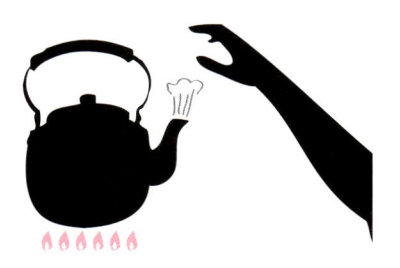

　また，歩いていて，なにかにつまづいてしまった場合でも，自分で意識する以前に，バランスをとるために，体が反応してしまいます．

　このような反応を，「反射」と呼んでいます．「こうしよう，ああしよう」などと，いちいち考えていては間に合わない場合に，素早い反応をするために，主にはたらいているしくみです．特に，ほうっておくと，火傷や転倒によるケガなど，からだに大きな被害がおよぶ可能性があるときに，危険を避けるための，強い反射がはたらきます．

把握反射

　生まれたばかりの赤ちゃんでは，大きくなると見られなくなる反射が，いくつもみられます．そのひとつは，赤ちゃんの手のひらに触れると，その手で即座に握るような動作をする反射です．把握反射［はあくはんしゃ］といいます．

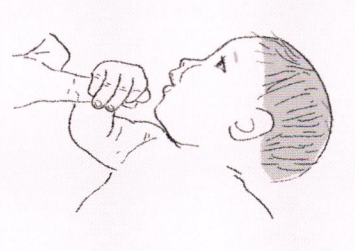

　サルの赤ちゃんでは，生まれるとすぐにその母親のからだにしっかりとしがみついて離れません．木の上から落ちて死んでしまわないように，このはたらきはとても大事です．人間の赤ちゃんの把握反射は，こういったことの名ごりです．もちろん人間の赤ちゃんでは，手を握っても，母親にしがみつくことはできません．弱いながらもかろうじて反射だけは残っているのですが，遠い未来の人間では，消えていくことになるのでしょう．

第 10 章　　運 動

　反射は，脳の入力である，感覚のニューロンからの情報が，わりと少数のシナプスを介して，運動のニューロンに伝えられることによっておこっています．

　入力のニューロンでも，出力のニューロンでもないものを介在ニューロンといいます．介在ニューロンの数が多くなればなるほど，複雑な情報処理ができるということは直感的にわかることだと思います．

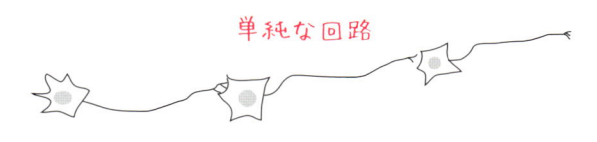

単純な回路

複雑な回路

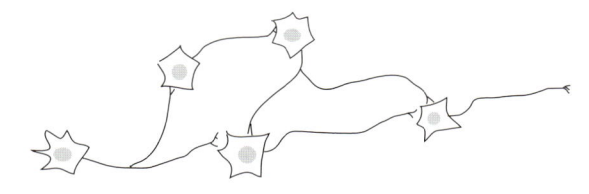

10-4　運動はさまざまな要素からなっている

　たとえば，脚立に登って，本棚の高いところの本をとるとしましょう．この時，脳はいろいろな筋肉を使って，目的を達成しようとします．脚立に登ると，床の上に立っている時よりも，より精密に姿勢を保たなければなりません．落ちるとケガをするかもしれないからです．足や背中の筋肉を，うまくはたらかせなければいけません．

　さらに，手を伸ばして本をとるときには，目標となる本を目指して正確に腕をコントロールします．

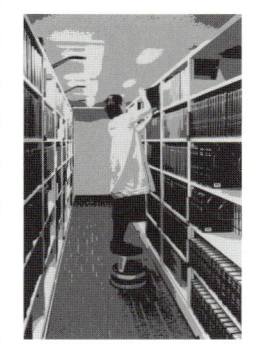

腕にあるたくさんの筋肉を，協調してはたらかせます．またこの時，体のバランスが変わってきますので，姿勢の再調節が必要です．手が本に近づいた時には，指をうまく広げて，そして本をつかまなくてはいけません．

　一連の動作の過程には，無意識にできる運動と，そうではない運動の両方が含まれます．もっと簡単なときには，たとえば脚立を使わずに，本棚の低いところの本を手に取るときには，あまり考えずに（気をつけずに），すんなりと動けることでしょう．また，最初はぎこちなくても，毎日何度も高いところの本を取っていれば，脚立を使っても，そんなに苦労しないようになるかもしれません．

歩行
　歩くときには，体幹の筋肉を調節して体のバランスを上手に取らなくてはなりません．ふつうわたしたちは，何も考えずにスムーズに歩くことができます．しかし，ロボットを人間と同じように歩かせようとして，技術者たちはずっと苦労してきたのです．アシモなどの，最近の二足歩行ロボットの，なめらかな歩行が人々を驚かしたのは，そんなに昔の話ではありません．

　人間は，1歳くらいの頃から，立ち上がって歩こうとします．最初はぎこちないですが，だんだんとうまく，また早く歩けるようになります．

　すべてについてここで書くことはしませんが，運動をコントロールしくみが，脳の中にたくさんあり，さまざまなやり方で役割分担をしながら，はたらいているのです．また，その調節のしかたも，同じ運動を繰り返すうちに，だんだんと洗練されたものになっていく性質があります．そのおかげで，いちいち細かいことに注意をはらわなくても，なめらかな運動ができるようになるのです．

　また，運動を調節するしくみに異常がおこると，運動の障害がおきるの

です．そのあらわれかたも，さまざまです．

10-5　運動に関係するいろいろな脳の場所

・大脳皮質一次運動野

　大脳皮質一次運動野は，大脳皮質一次体性感覚野のすぐ前にあります．左側の大脳皮質一次運動野が，右の半身の運動に関係していたり，からだの各場所が，逆立ちしたかたちで再現されていたりしていて，一次体性感覚野にそっくりです．一次運動野のさらに前には，多くの運動に関係する大脳皮質の領野があります．

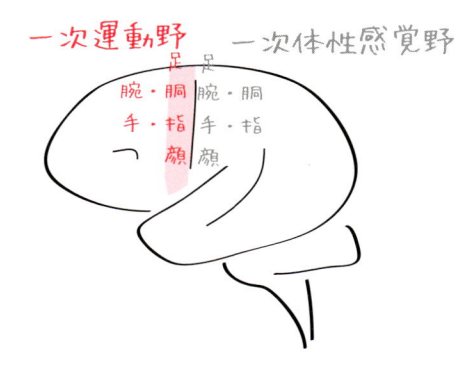

・大脳深部の核

　線条体〔せんじょうたい〕や，淡蒼球〔たんそうきゅう〕といった大きな神経核が，大脳皮質の下の方に隠れています．また，パーキンソン病に関係の深い神経核である，「黒質」とよばれている核は，中脳にあり，これらの核と密接に関連しています．

・小脳

　小脳も運動の調節にかかわっています．目標に向かって正しく手を伸ばしていくために必要な場所です．また，姿勢を正しく保つはたらきも，持っています．

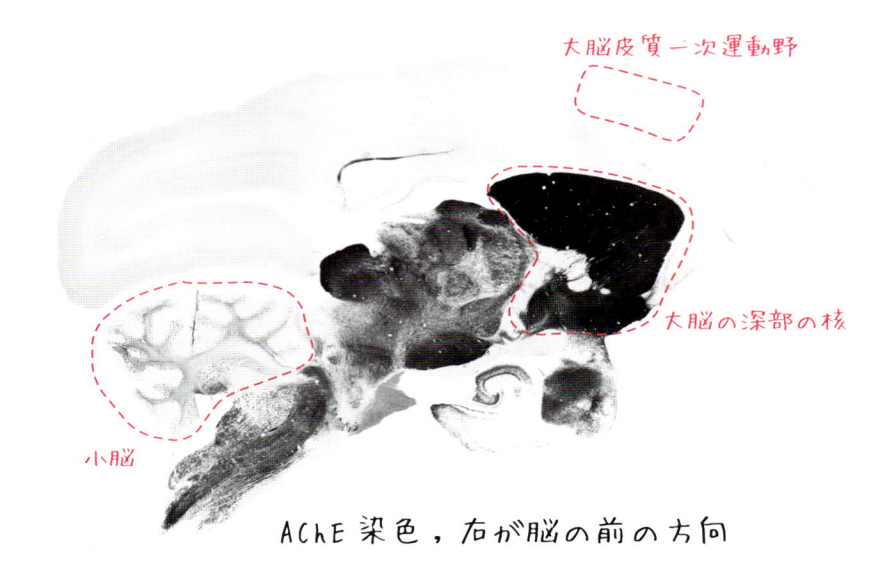

手書き注釈:
- 大脳皮質一次運動野
- 大脳の深部の核
- 小脳
- AChE染色，右が脳の前の方向

・中脳から脊髄

　これらの場所には，運動ニューロンがあります．脳神経や脊髄神経に軸索を送って，最終的に筋肉を支配しています．その周囲には，運動ニューロンの活動を調節するニューロンもあります．

運動の異常

・麻痺〔まひ〕

　なんらかの原因で，運動ができなくなる状態を，麻痺とよびます．大脳の運動野は，先に書いたように，反対側のからだ（半身）を支配しているので，片側の大脳の異常によって，半身の麻痺がおこることがあります．

・不随意運動

　動かそうと思ってもいないのに，からだの一部の筋肉が繰り返し勝手に動いてしまう異常がいろいろあります．ひっくるめて不随意運動といいます．いちばん身近な例をあげれば，しゃっくりも不随意運動の一種です．

10-6 ホルモン

　腺も運動系の一部とされています．腺から分泌され，からだの内部での情報伝達のはたらきをしているのがホルモンです．

　視床下部には，ホルモンを作っているニューロンがあります．ホルモンは血中に放出され，脳下垂体や，いろいろな全身の臓器に影響を与えています．脳の出力には，こういったじかに脳からだされる，化学物質によるものもあります．脳からの情報を，からだの中のいろいろな場所に，血液をとおして伝えているのです．

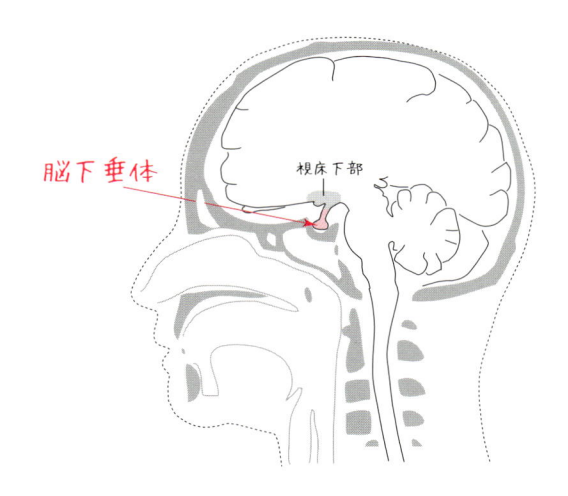

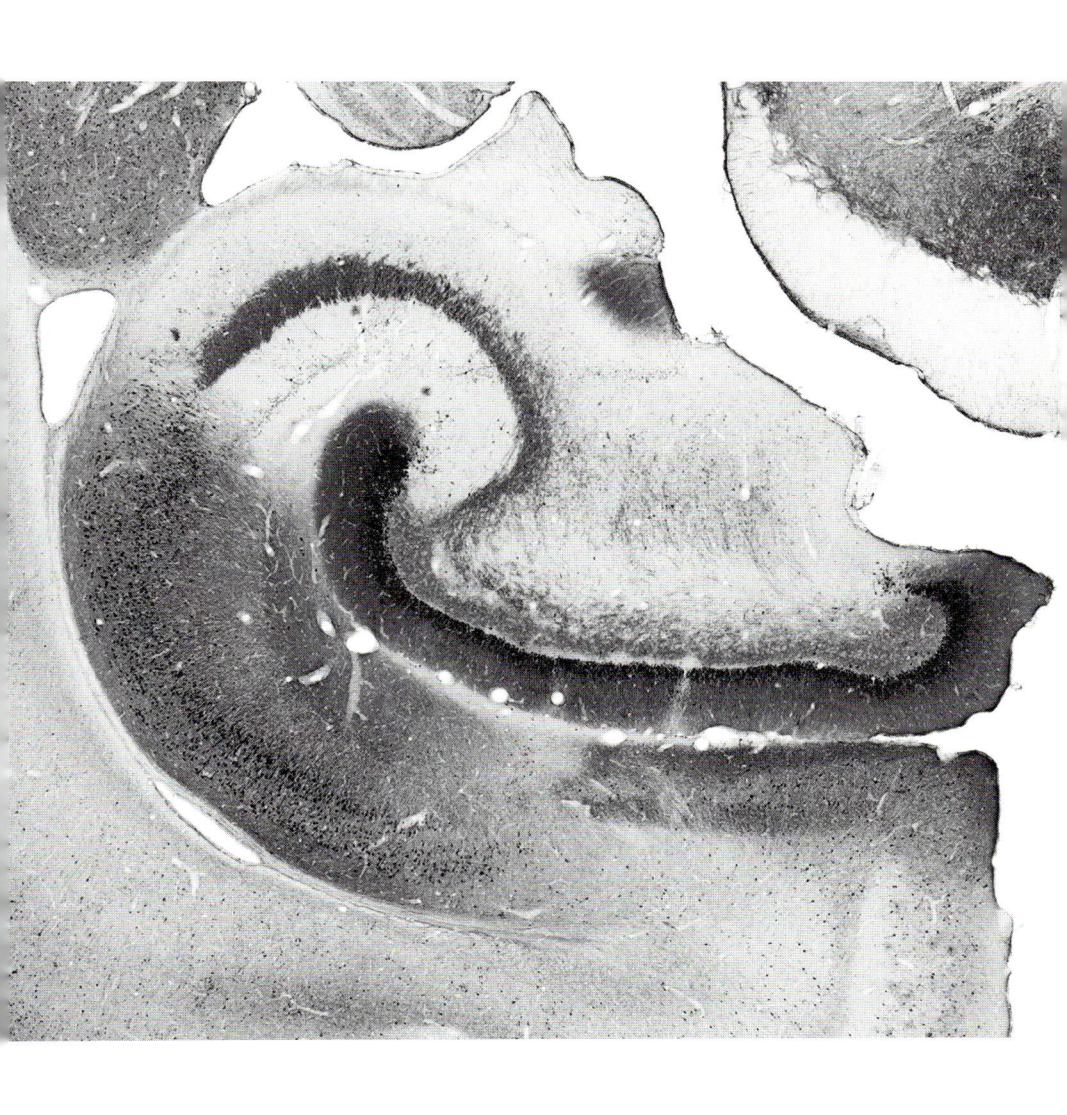

第 11 章 高次の脳機能

写真：海馬の断面（カルビンジン免疫染色）

第 11 章　高次の脳機能

11-1　高次とは？

　感覚や運動のように，脳の外との情報交換ができると，さきに説明した反射のはたらきが可能になります．ところが現実の世界のなかで生きていく上では，単純な反射だけではあまりうまくいかなかったり，効率的でないことがあります．

　たとえば，家の台所に出没して，人間の食料を好む昆虫がいるとします．この昆虫に，食料のにおいにつられて寄ってくる性質があるとして，このことが常に反射的になされてしまうとどうでしょうか？昼も夜も関係なく，匂いに誘われるようでは，明るいときに台所にやってきて，人間に捕まえられたり，殺されてしまう確率が高まってしまうかもしれません．周りの明暗を知ることにより，暗い時にだけ台所にくるという条件判断をすることで，その個体が生き残りやすくなり，子孫を残す確率が上がることでしょう．

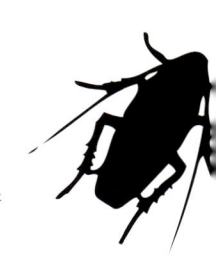

　これは，単純なたとえ話でした．しかし，この話から簡単に予想できることでしょうが，もっと複雑な条件についての判断ができるようになると，いろいろな環境下で，食べ物を得ること，自分の生き残り，子孫を残すことの上で有利となってきます．

　いろいろな環境とは，動物の周囲の自然環境のこともありますし，自分と同じ種の動物や，異なる種の動物のこともあります．また，植物のこともあります．さらに，自分と同じ種にたいする対応であっても，同性か，異性かでするべき行動が違ってくることもあります．

第11章　高次の脳機能

　複雑な状況に対応するための，臨機応変な判断のしくみを発達させると，もっとずっと，生存や繁殖において，有利になることができます．高次の脳機能とは，こういったことにより進化してきたといえるでしょう．

　このために，脳の中にはいくつもの，高次のはたらきをするシステムができてきたと考えることができます．ひとつのわかりやすい例が，「記憶」です．過去にあったことを参考にできなければ，動物の行動はとても限られたものになってしまいます．どこに行けば，食べ物や水が安全に得られるのか，どんな季節に食べ物が豊富なのか，などということです．記憶とは，ひとことでいえば，感覚による情報を，時間的にずらして利用するしくみともいえるでしょう．

　みなさんは，住所録が使えなかったり，撮った写真が保存できないスマートフォンを欲しいでしょうか？記憶がないと，これと同じことになってしまいます．

　また，脳の中に複雑なしくみが増えてくると，そのしくみの維持自体にも，新たなしくみが必要となってきます．会社が大きくなると，生産と営業部門だけではまわらなくなるのと，同じようです．人事や経理などのサポート部門が必要になってくるのと似ています．脳のはたらきを維持しするためのしくみまで，脳の中には組み込まれているのです．たとえばバッテリーの残量表示のないスマートフォンあったらどうでしょうか？とても使いにくいですね．

　さらに，脳に「やる気」をださせるためのしくみまでもが，脳の中にそなわっているのです．

11-2　記憶

　外から入ってきた情報を，蓄えておくしくみが脳にはあります．記憶です．記憶のタイプはいくつかありますが，まず覚えるべきなのは，時間という軸から考えることのできる，「短期の記憶」と「長期の記憶」の違いでしょう．

・短期の記憶
　みなさんは，きのうの夕食になにを食べたかを覚えていますか？たぶん，覚えていることと思います．では，おとといの夕食についてはどうですか？そのまた，前の日はどうでしょうか？一週間前の夕食はおぼえていますか？

　短期の記憶は，きのうの夕食のように，しばらくは覚えていても，時間が経つとだんだん忘れられていく記憶です．

　中には，たまたま一週間前が，なにか特別な記念日だったりして，その日の夕食を覚えている人もいるかもしれません．このような場合だけ，この次に解説する，短期記憶から長期記憶への移し替えがおこなわれたのだと推測することができます．

　短期の記憶のために，海馬〔かいば〕という場所がはたらいていると知られています．海馬は，おもに脳の側頭葉〔そくとうよう〕というところで，奥の方に埋め込まれたような位置にあります．海馬からの情報は，脳弓とよばれる神経線維のたばをとおって，出力されます．

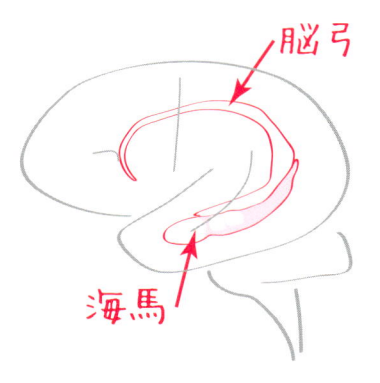

第11章　高次の脳機能

　短期の記憶における海馬のはたらきは，左右の海馬を手術で取ってしまった患者についての，詳しい観察をきっかけとして注目されるようになりました．こうしたケースでは，手術前のことならば，何年も前のことでも思い出せるのに，手術後の事がらについては，おぼえられなくなります．たとえ，昨日のことであっても，うまく思い出せなくなるのです．

・長期の記憶
　短期の記憶がまず蓄えられ，その後に，大脳皮質のどこか別の場所に記憶が移されて，長期記憶が完成するというふうに考えられています．

　テストの勉強を一夜漬けですませて，なんとか合格しても，その後なにも残らないのは，知識が長期の記憶になっていないからなのです．勉強した知識を，長く役立つものにするためには，繰り返してその知識に接し，また，他の知識との関連性と照らし合わせ続けることが必要です．

認知症

　いったん獲得した知的な機能が，だんだんと失われていく病気です．具体的には，以下のようなことが障害されて，日常の生活に支障をきたします．
・記憶　まず記憶のはたらきがわるくなること，すなわち「もの忘れ」が，目立ちます．とくに，新しいことを覚える能力が悪くなります．
・見当識　日にち，時間，今いる場所がわからないといったことがおこります．

　ほかにも，病気が進むにつれて，計算・判断・知識を思い出すこと・感情のコントロールなどが，できなくなっていきます．画像検査では，海馬や大脳皮質の萎縮〔いしゅく〕が見られます．（萎縮とは，その体積が小さくなってしまうことをいいます．）現在，社会の高齢化の進行とともに，重要な問題となっています．

・運動の記憶

　また違う種類の記憶のうちのひとつで重要なものに，運動に関係する記憶というものがあります．みなさんは，自転車に乗ることができると，思います．でも，最初はどうだったでしょうか？最初に自転車の乗り方の練習をしたこととおもいます．練習するうちに，徐々に自転車でのバランスのとり方を覚え，だんだんスムーズに運転できるようになったことでしょう．こういった過程が，前章でもふれた，運動の学習です．

　スポーツの練習においても，同じような学習がなされています．いわゆる「からだで覚える」ということです．学習の過程で，効率がよく，なめらかなからだの動かし方が，時間をかけて脳の中に蓄えられていくのです．

　このようにして，学習されたからだの上手な動かし方の記憶は，簡単には消えてなくなりません．たとえば1年や2年のあいだ，一度も自転車に乗ることがなくても，その結果として自転車に乗れなくなるということはほとんどないのです．

11-3　注意

　感覚の受容器が，何かを感じて，その信号を送っても，常にそれが意識されているとは限りません．たとえば，みなさんが靴をはいていたり，服を着ていたりしている時，皮膚の表面の受容器はつねに靴や服との接触を感じています．その情報は感覚神経をとおして，脊髄に伝えられています．しかし，皮膚が靴や服に触れている感覚を，ふだんは意識することは，ほとんどないことだと思います．しかし，注意を向けることにより，あらためて接触を感じることになるのです．新しい靴をおろすと，あっている靴であってもたいてい違和感があって，なじむまで時間がかかります．注意が振り向けられなくなるまでにかかる時間です．

第11章　高次の脳機能

カクテルパーティー効果

騒がしいパーティー会場であっても，離れたところで自分の名前について言っていたり，自分の興味のある話題が話されている会話に注意が向けられて，つい聞こえてくるという現象です．耳に入ってくる音の情報が，意識にのぼらなくとも，脳の中で選択されていると考えられています．

11-4　意思決定

何かを決断するのも，脳のはたらきです．レストランに行って，食事をするとしましょう．メニューから食べるものを選ばなくてはなりません．払う代金に見合うのは，どの料理かということについて，おなかの減り具合や，自分の好みなどを考えて，決めなくてはなりません．

決断するときには，予想されるリスクとリターンについても考える必要があるかもしれません．ハイリスクということは，成功すると大きくもうけることができますが，失敗した時に失うものも，また大きいということです．

動物の群れでは，先頭に立っているものは，新しいエサを見つけたときには，真っ先にたくさん食べることができます．しかし，自分たちを食べる敵に出会ったときには，食べられてしまう危険性も高いのです．群れの後ろについていくのは，安全でしょうが，リターンは小さいものしか得られません．

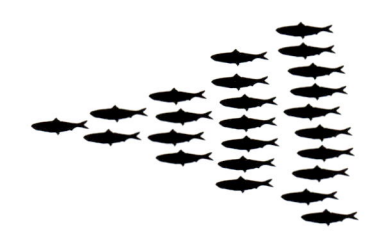

脳では，大脳皮質のいろいろな場所が意思決定に関係していると考えられて，現在さかんに調べられています．人間の経済活動の上でも意思決定が重要課題なので，脳との関連を探る研究が，「神経経済学」とよばれて最近注目されています．

11-5　感情

　恐怖や喜びといった感情は，扁桃体ととりわけ深い関連があるといわれています．脳の横の側頭葉という皮質の下に，埋まっている神経核です．海馬のすぐ前に，位置しています．

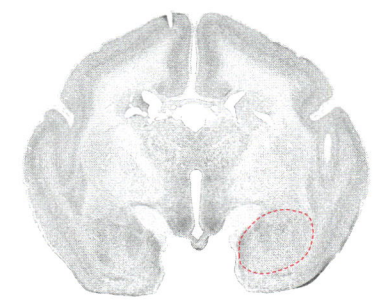

扁桃体

　扁桃体に異常があるとどうなるか，ということで，クリューバーとビューシーによる実験でわかった症状が，とても有名です．感情や情動に扁桃体がかかわっていることが，発見されるきっかけとなりました．

クリューバー・ビューシー症候群
　両側の扁桃体をサルで実験的に破壊した時にわかった，以下のような，いろいろな症状をまとめてこう呼びます．
・感情があらわれてこない．（時に過剰になる．）
・見ているものが，何だかわからない．
・さわったものを，何でも口に入れる．

第 11 章　高次の脳機能

- 恐怖心がなくなり，危険を避けなくなる．
- 性欲の亢進．

- ストレス

この言葉は，よく使われていますが，定義は結構難しいものです．ここではとりあえず，心またはからだ，あるいは心とからだの両方に負荷がかかった状態としておきましょう．

ストレスの原因としては，寒暑・騒音など物理的なもの，さまざまな化学物質，飢餓・感染・過労・睡眠不足などからだにかかわるもの，精神緊張・不安・恐怖・興奮など精神的なもの，あるいは戦争・災害など本当に多種多様です．

いずれの場合においても負荷に対する反応として，コルチゾールというステロイドホルモンが血中に出されます．コルチゾールは，おもに副腎皮質という腎臓の近くの内分泌腺からでています．副腎皮質は，脳下垂体からの副腎皮質刺激ホルモンを受け取って，コルチゾールを分泌します．

コルチゾールはからだの中のいろいろな臓器に作用して，ストレスに対応するはたらきを持っています．脳にも作用します．とくに，記憶に関係する海馬のはたらきを抑えることが注目されています．また，コルチゾールに長い間さらされると，海馬のはたらきが低下したり，ニューロンが変性して，海馬が小さくなってしまい，学習や記憶のさまたげになるともいわれています．扁桃体に対しては，逆にそのはたらきを高めているといわれています．

PTSD （心的外傷後ストレス症候群）

大きな災害の後によく話題になります．不安・不眠・関連したものを避ける・フラッシュバックなどが長く続きます．海馬や扁桃体とのかかわりが研究されています．

11-6　報酬系

　脳の中には，そこがはたらくことにより，快い感情が生じるという投射路があります．ドーパミンという神経伝達物質が，かかわっています．たとえば，宿題をやりとげた時には報酬系がはたらいて，達成感が生まれると考えられています．脳に「やる気」をださせるための，しくみです．「ごほうび」という意味で，[1]報酬系とよばれています．

　アルコールなどの薬物や，買い物・ギャンブルなど特定の行為に依存してしまうことがあることは，よく知られています．こういった場合にも，脳の中の報酬系が，深く関与していると推測されています．

11-7　意識

　意識とはなんでしょうか？脳のはたらきのひとつであることには，間違いありません．

　心理学的・哲学的・宗教的な考察が，これまでいろいろとなされていますが，ここではその細部にはふれません．みなさんも「意識してなにかをする」「無意識にしてしまった」「意識を高める」といった言葉を普通に使っていることでしょう．ただ，意識の具体的な定義や，「注意」との違いとか，いろいろ定義や言葉の指し示す範囲の差などがあって，なかなかすっきりとはわかりません．より高度な議論は専門書にまかせることとし

1　**報酬系**　報酬系は，なんのためにあるのでしょうか？外部からの攻撃にによる痛みから逃げるとか，エサをとって血糖値を上げるなど，個体の生存にとって有利な行動については，そ行動の直接の結果以外の報酬は必要ありません．ところが,メスをめぐっての同種間のケンカや,子育てなどを考えると，こういった行動は,個体単位でいえばただ働きで，エネルギーの損となってしまいます．個体にとっては損な行動でも，種の保存に必要な行動をあえて誘発するために，脳の中の報酬系が働いている可能性があります．

第 11 章　　高 次 の 脳 機 能

ます．

　臨床の現場で意識という時には，自分自身の意識についてではなく，他人（患者さんですね）の意識があるかないかということが，常に問題になります．より正確には「意識障害の程度」が高い，低いという使い方をしています．

　意識障害の評価法で，従来よく使われている（3-3-9 度方式，JCS）を表として示しておきます．この方式に対する批判と，改良の動きもあるようですが，ここでは雰囲気だけでも知ってもらえるように，例として引用しました．後になればなるほど，意識障害の程度が深刻です．

Ⅰ．刺激しないでも覚醒している状態（1 桁で表現）
　1，だいたい意識清明だが，今一つはっきりしない
　2，見当識障害がある（いまいるところがわからない）
　3，自分の名前，生年月日が言えない
Ⅱ．刺激すると覚醒する状態－刺激をやめると眠り込む（2 桁で表現）
　10，普通の呼びかけで容易に開眼する
　20，大きな声または体を揺さぶることにより開眼する
　30，痛み刺激を加えつつ呼びかけを繰り返すと辛うじて開眼する
Ⅲ．刺激をしても覚醒しない状態（3 桁で表現）
　100，痛み刺激に対し，はらいのけるような動作をする
　200，痛み刺激で少し手足を動かしたり，顔をしかめる
　300，痛み刺激に全く反応しない

　注目すべきことは，意識レベルがとても低い時（Ⅲ．刺激をしても覚醒しない状態）には，痛み刺激に対する反応を見るようになっていることです．通常の脳や脊髄では，痛みに対して最も敏感に反応するようになっています．いくら寝てる時でも，痛み刺激に対しては，すぐに反応して逃げなければなりません．じぶんのからだに危害がおよんでいる可能性が，

あるからです．このような反応が低下していたり，無かったりしている時は，意識レベルを維持している脳のしくみが，かなり障害されている事が推測されます．重症であるということです．

　脳科学の方では，このような意識レベルを脳のなかでどのように保っているかということに関心が持たれてきました．脳幹には上行性賦活系というものに属するニューロン群があり，意識レベルを保つ役割をしています．

11-8　睡眠

　からだを休ませるだけではなく，脳それ自体も休ませるはたらきがあるともいわれています．睡眠の間に，短期記憶が長期記憶に変わっていくという説もあります．睡眠をコントロールするしくみもまた，脳の中にあります．

　睡眠の深さは，脳波を調べることによってわかります．脳波計では，脳の電気現象を計測しますが，そのための電極は頭皮の上につけています．

　さきほどの上行性賦活系も，睡眠や覚醒にかかわっています．また，視床下部にも，睡眠や覚醒に関係している神経核がいくつかあります．さらに，一日単位で寝たりおきたりを繰り返すという，日周リズムに関係している神経核も，ここにあります．この神経核には網膜からの投射があり，外の明るさについての情報を受け取っています．

　イルカでは24時間泳ぎ続けるために，左右の大脳半球が交代で眠ることが知られています．その時のイルカがどんな気持ちでいるかというと…謎です．

11-9　いろいろな場所

　これまで書いてきたような，脳の高次のはたらきにかかわる，いろいろな場所についての研究は，近年，特に盛んになっています．今後も，ますます進んでいくことでしょう．

　さて，この章の最後に，これまで出てきたいろいろな神経核や白質などさまざまな場所の名前を，第5章ででてきた，いろいろな断面の脳の写真をふたたび見てもらい，振り返ってもらうことにします（次頁）．それぞれの名前はどんなはたらきの話の時にでてきたでしょうか？それぞれの構造の特徴は見て取れますか？

　脳について学んでいく過程で，脳の場所の名前が出てきたときには，そのつどアトラスなどでどこにあるかを確認するのは，とてもいい習慣です．なんども行きつ戻りつしながら，少しずつ名前を憶えていくのが，脳についての勉強をすすめていくコツであるといえます．

マーモセットの脳 いろいろな断面

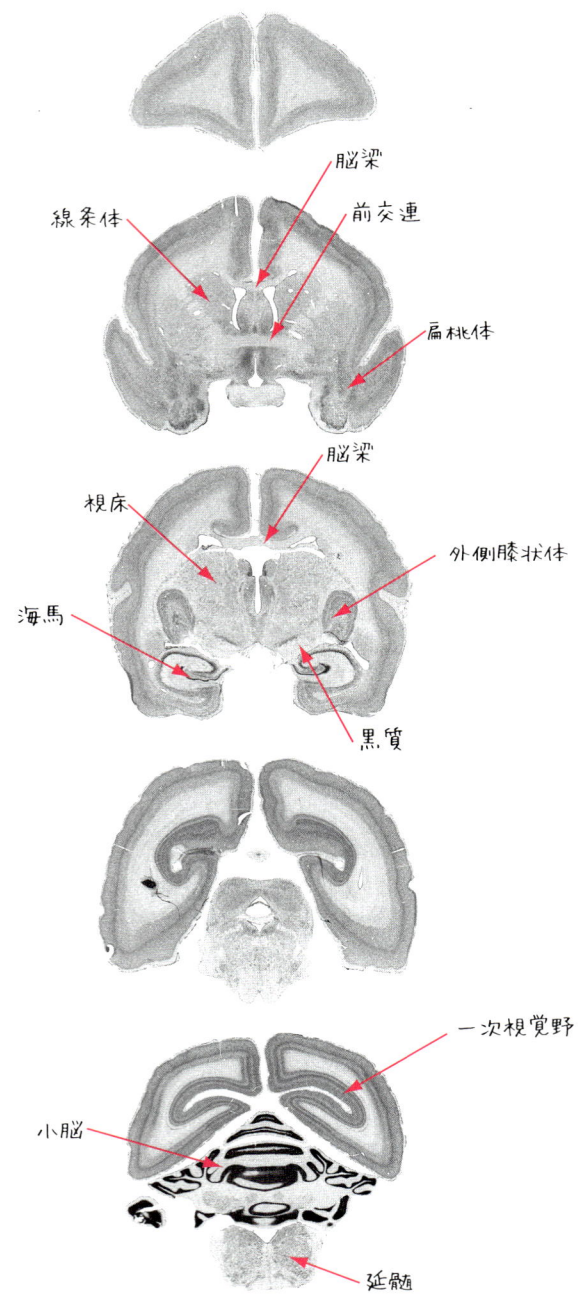

- 脳梁
- 線条体
- 前交連
- 扁桃体
- 脳梁
- 視床
- 外側膝状体
- 海馬
- 黒質
- 一次視覚野
- 小脳
- 延髄

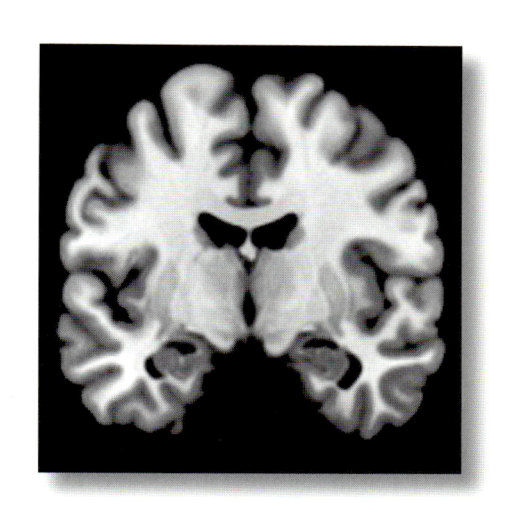

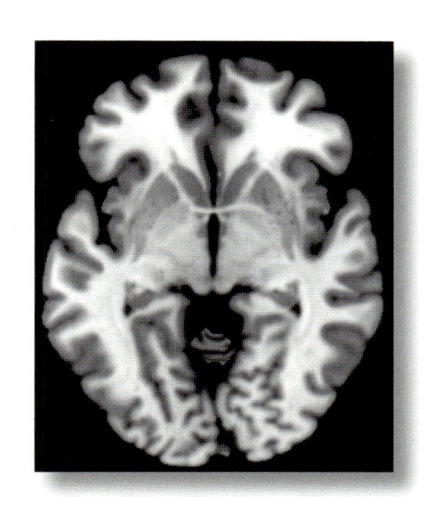

第 12 章　人間の脳

写真：核磁気共鳴画像

第 12 章　人間の脳

12-1　人間の脳を探る

　おそらくみなさんが一番関心があるのは，私たち自身の脳についてでしょう．人間の脳の「かたち」や，人間の脳のはたらく「しくみ」の特徴はなんでしょうか？

　脳についてこれまでわかってきていることの多くは，おもに動物をつかって実験することによりわかってきたことです．そうしたことに比べると，人間の脳で調べられることは，かなり限られたものであることは事実です．人間の脳内に自由に電極を刺したり，線維連絡を調べるための薬物を注入することは，ほぼできません．遺伝子組み換え人間を作ったりすることは不可能です．

　現在わかっている人間の脳についての知識は，おもに以下のように調べて，いろいろな事実を総合することによっています．

・動物実験で得られた知識をもとに，人間の脳について推測する．この時とくに，霊長類（サルの仲間）の実験によってえられた知識が重視されます．人間もまたサルの仲間であるからです．

・人間の脳を，人間を使って調べるが，その方法は人間にとって害のない方法を用いる．fMRI（機能的核磁気共鳴画像），PET（ポジトロン断層法）などの，非侵襲的測定法と言われる実験法（脳のイメージング）が，この20年くらいの間に大きく発展してきました．

・病気になった人の行動を調べ，可能な場合は，死後にその脳を調べる．

第12章　人間の脳

　人間の脳についての知識は，これからもどんどんと増え続けていくことでしょう．以下，この章では人間の脳で特徴のある点について解説していくこととします．

12-2　眼と手

　霊長類，つまりサルの仲間は，木の上での生活すなわち「樹上生活」をとても得意にする動物です．人間の祖先も，もともとは樹上生活をしていました．

　幼稚園や小学校の校庭には，よくジャングルジムや登り棒が設置してあります．子供たちがこういった遊びを好むのは，過去の歴史のせいかもしれません．

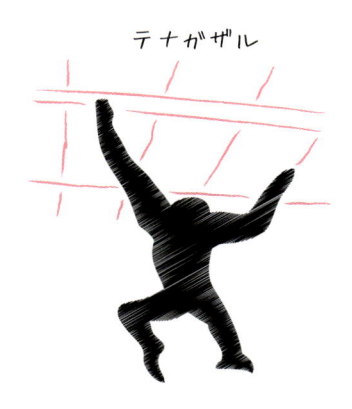

テナガザル

　樹上生活の一つの特徴は，枝から枝へと飛び移りながら移動することでしょう．魚の移動（泳ぐ）・馬の移動（走る）・鳥の移動（飛ぶ）などとはまったく異なる特徴があります．枝から枝への移動する時に，正しく手を伸ばして，三次元空間にある枝を正しくつかむ必要があります．失敗すると，文字通り「猿も木から落ちる」になってしまいます．

　三次元空間にある枝を正しく認識する，すなわちその座標を正確に測定

するために，人間を含むサルの仲間の眼の特徴が発達してきました．第9章でもふれた，両眼視です．

サル以外の動物の多くで，魚や馬などを見るとよくわかることと思いますが，左右の眼は横に向いてついています．左右の眼で見える範囲が重ならず，より広い範囲を見ることができるので，死角から敵に襲われる可能性を減らすことができます．

サルの両眼視では，視野が狭くなって死角が増えるという代償を払っても，左右の眼で同じ視野を見ることによって対象までの距離を測定しているのです．このことにより立体感のある像を見ていることになるのです．

試しに，左の眼と右の眼を交互に隠して（ウインクでもいいです）見ると，左の眼で見ている像と，右の眼で見ている像が微妙にズレていることがわかります．そのズレが立体感のもととなっています．テレビ，映画，ゲームなどで最近流行している，3Dの原理です．

横に離れた2点から測定することにより，奥行き方向の距離を測る方法は，土地の測量にも使われている技術です．また，昔の軍艦で正確な砲撃をするために使われていた，測距儀とよばれる計測器でも応用されています．（ちなみに戦艦大和に装備されていた測距儀は，日本光学製でした．カメラ，顕微鏡メーカーであるニコンの前身です．）

脳では，このような見た目の立体感に関係する場所は，大脳皮質の高次視覚野（一次視覚野以外の視覚野）や頭頂葉（脳のてっぺんにちかいところ）であると考えられています．

さて，つかむべき枝の位置が正確にわかってはじめて，そこに手をのばしてつかむことができます．手や指を動かす筋肉は多数あるので，正しくつかむためには，これら多数の筋肉を正しいタイミングでうまく収縮させ

て，正確に目的の位置に，手を伸ばさなければなりません．このとき，とくに小脳が重要であると考えられています．

> **推尺障害（ディスメトリア）**
> 小脳に異常があると，指を正しく伸ばして空間上のある一点に到達させることが難しくなることがあります．いきすぎたり，届かなかったりするのです．ただしい距離計算ができない（尺を推定できない）という意味で，推尺障害とよばれています．

　こうしてようやく，枝から枝へと飛び移ることができるのです．三次元の視覚情報をもとにして，多数の筋肉の正確な収縮をもたらす，運動ニューロン群の発火パターンの生成を，脳はうまく行わなければならないのです．

　次の段階として，わたしたちの祖先は，森林を捨て広々とした場所で生活するようになりました．しかし，森林での生活を経験したことにより，ずっと草原にすんでいた馬などとは異なり，手と足の区別ができたのです．移動の手段は2本の足にまかせて，手を他の目的のために，たとえば道具を使うために，自由に使うことが可能になったのです．

12-3　顔について

　顔の表情がとくに豊かなことは，霊長類のひとつの特性です．顔の表情によるコミュニケーションは，霊長類である程度共有されているものです．サルの表情を観察していると，怒り，おびえ，威嚇，苦痛などを簡単に読み取ることができます．

> **哺乳と表情筋**
> ストローでジュースを飲むとき，口がしっかりと閉じないと，ストローからうまく飲めないのは，すぐにわかることだと思います．（わからなかったら，ストローの途中に穴をあけて飲んでみてください．）したがって，

カエルのような口では，ストローが使えないこともわかりますね？

　口のまわりの筋肉は，表情筋という筋肉の一種です．表情筋は，顔の皮膚を動かすことができます．目を閉じるときにも使われています．

　表情筋は，哺乳類にしかありません．もともと，赤ちゃんが母乳を吸うために，あらわれたものだからです．表情筋には，脳神経のひとつである，顔面神経がつながっています．

　顔について敏感なのも，人間の脳のひとつの特徴といえるでしょう．単純な図形が元になっていても，人間の脳にはそれを顔と認識してしまう特性があります．

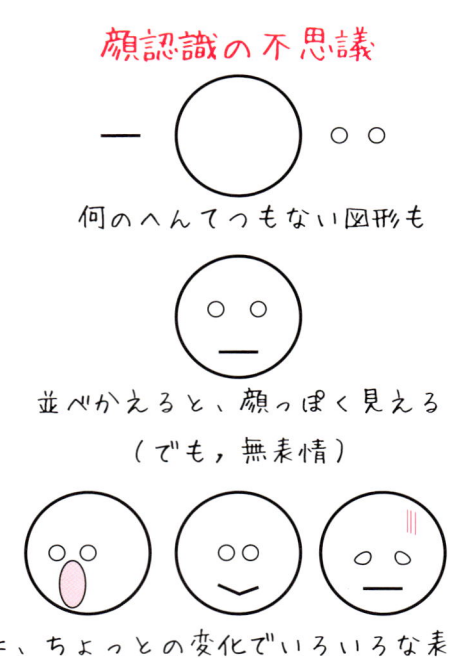

顔認識の不思議

何のへんてつもない図形も

並べかえると、顔っぽく見える
（でも，無表情）

さらに、ちょっとの変化でいろいろな表情だと，
脳はうけとめる

12-4　左右の脳

　脳は見かけ上，ほぼ左右対称のかたちをしています．しかし，左右の脳は，つねに全く同じはたらきをしているとは限りません．左右の脳の差については，おもに人間での差が，よく調べられています．

　左側の大脳皮質一次運動野は右側の半身をコントロールしていて，右側はその逆と，以前に書きました．ところが，からだの右側と左側を同時に使って，協調させて，何かを実行しなければならない場面が，よくあります．したがって，左右の大脳半球やその他の場所で，左右の脳の情報交換が必要です．交連線維とよばれている神経のたばが，そういった時にはたらいています．交連線維とは，左右の脳の対応する場所を，結びつけている神経線維のことです．

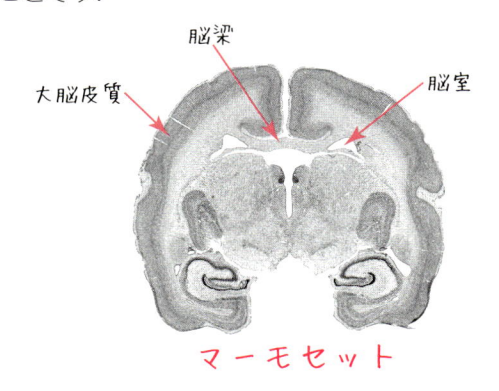

脳梁
大脳皮質　　　　　脳室

マーモセット

　脳のなかで最大の交連線維は，脳梁〔のうりょう〕です．左右の大脳皮質の広い範囲を結びつけています．

　左右の大脳皮質のはたらきの差は，病気の治療の必要に迫られて脳梁を切断した患者を詳しく調べることによってわかってきました．おおざっぱにいえば，右側では空間的な把握に優れ，左側では論理的な思考にかかわっ

ていると知られています．臨床的にもっとも重要な差は，言語に関係する場所がふつう左側の大脳にあることです．片側の大脳の脳梗塞はしばしば見られる病気ですが，回復後の言語障害が残るかどうかは，左右の脳のどちら側で梗塞がおこったかによります．

脳梁

脳梁があるのは有袋類以外の哺乳類です．有袋類（コアラやカンガルーの仲間）には脳梁はありません．（かわりに前交連という別の交連線維がとても発達して太くなって，左右の大脳を結んでいます．写真は，フクロモモンガという有袋類の脳の写真です．脳梁がありません．

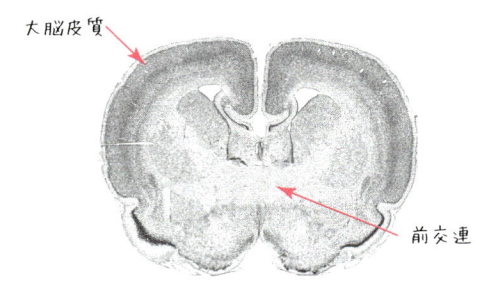

大脳皮質
前交連

フクロモモンガ

魂のありか

17世紀フランスの哲学者ルネ・デカルトは，近代哲学の祖として知られています．デカルトは脳について考察した結果，松果体〔しょうかたい〕に魂が宿っていると考えました．脳のほとんどの断面で，あらゆる構造物が左右対称で対になっているのに，松果体だけが正中線上に一個だけあったからです．魂の座が二個以上あるのは不都合なので，松果体にこそ魂があると結論したのです．結果的に間違っていたとはいえ，面白い考え方ですね．（松果体は，子供の頃に，性的な成熟を抑えるはたらきをしています．）

第 12 章　人間の脳

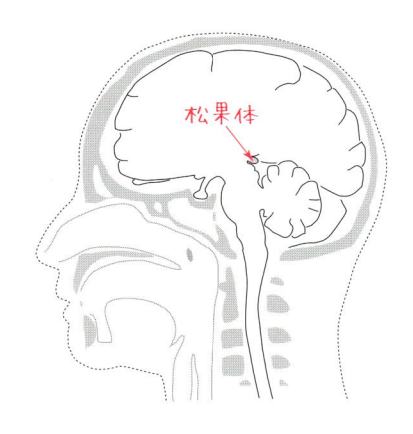

12-5　言語

　言語は人間で，はじめて高度に発達したコミュニケーションの手段です．言語の発展の過程では，まず話し言葉ができました．このとき，話す能力と聞く能力が同時にできたと想像できます．さらに,書き言葉ができることによって，文字が使われるようになりました．その結果として，文章を書く能力が必要となり，同時に，文章を読む能力が発達したのでしょう．書かれた文によって，考えたことを，多数のひとに同時に伝えることができるようになりました．また，記録を将来に伝えることが，できるようになったのです．読み書きができるようになる以前，すなわち文字が発明される以前には，情報を蓄えておく手段は，各個人の脳のなかにしかなかったのです．

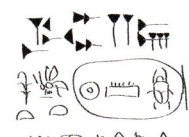

　脳の中には，言語に特に結びついている場所があります．大脳皮質の言語野〔げんごや〕と呼ばれている場所です．さきほどふれたばかりですが，この言語野が，右利きの人では，ふつう左側の大脳皮質にあるのです．大脳皮質の言語野が障害されている状態を,「失語症」とよんでいます．

読み書きに関係した障害については，特に「失読」や「失書」とよばれています．

12-6　人間の世界のひろがり

　人間は，長い歴史を経て，生物としての枠組みを超えて，その世界をひろげ続けてきました．

・空間の拡大

　乗り物が発達することによって，生涯のあいだに行ける場所が，かくだんに増えました．馬や船の利用は，古くからありました．鉄道や自動車は近代に発明され，今も使い続けられています．現代では飛行機が発達して，海外への移動も，昔ほど大変ではありません．ロケットに乗って，宇宙に行く人たちまでもいるのです．

・情報の拡大

　話し言葉・文字・印刷・電話・ラジオ・テレビ・インターネットと，情報をたくわえたり，伝えたりするしくみが発達してきました．これらひとつひとつの発明は，すべて人間の生活を劇的に変えた歴史的に重要な事件です．情報伝達の時間的なひろがりと，空間的なひろがりは，いまも拡大する一方です．扱われる情報量も，近年急速に増加しています（ビッグデータ）．

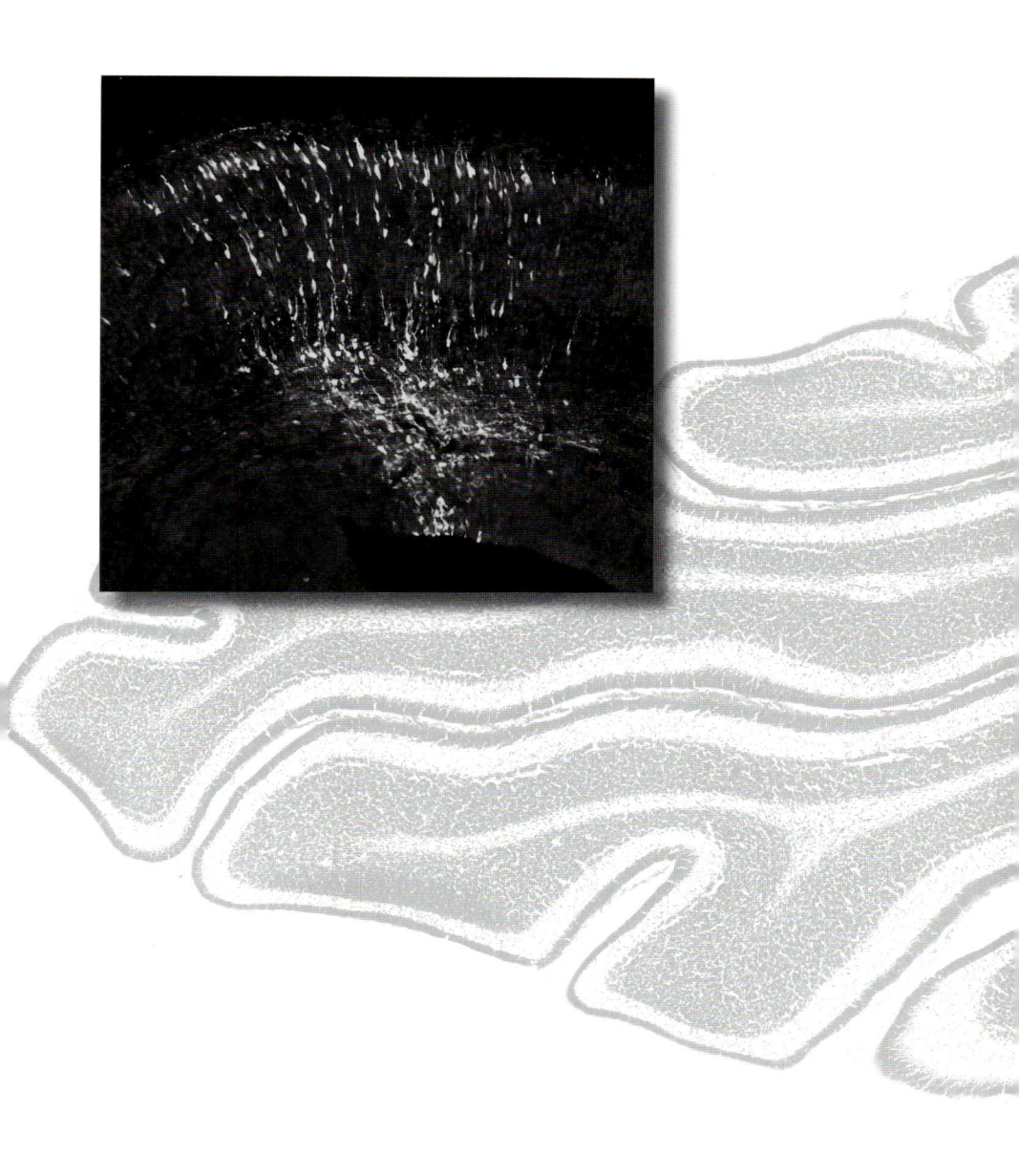

第 13 章　脳ができるまで

写真：上：胎生 14 日目に生まれたニューロンの大脳皮質内での移動 (マウス)．下：生後 0 日目の小脳 (マーモセット)

第 13 章　脳ができるまで

13-1　個体発生と系統発生

　複雑な脳が，どのようにしてできあがるかについて知っておくことも，脳について学んでいくうえで，おおいに理解の助けになることでしょう．

　ひとりの人間の脳が，生まれる前や，生まれた後での成長の過程でどのように変化していくかは，興味深いことです．人間や動物のそれぞれの誕生以前の脳の変化を，個体発生といっています．

　また，さらに理解を進めるためには，いろいろな動物を比較することが，かかせません．この本でも，機会があるたびに，いろいろな動物の例をあげてきました．長い進化の年月を経て，人類が誕生し，その複雑な脳ができたのです．この過程のことを系統発生といっています．

13-2　大人の脳になるまでの過程

　脳の発生や発達について理解するのは，単純に大人の脳を理解するよりもずっと難しいことになります．大人の脳のいろいろなかたちを理解した上で，それが出来上がるまでの時間経過に沿ったさまざまな変化を理解しなければならないからです．

　まず，お母さんのお腹の中で，赤ちゃんが生まれてくるまでにおきている出来事を理解する必要があります．さらに，生まれた後の乳児期や小児期に，脳はずっと変化し続けます．

第 13 章　脳ができるまで

お産

　人のお産は，哺乳類のなかで，一番難産であるといわれています．人間の脳が例外的に大きく，その結果として頭も大きいことが，ひとつの理由です．もうひとつの理由は，人間が直立二足歩行（人間が他の動物とかなり違っている特徴のひとつです）をするということに伴い，骨盤の出口にあたる通りみちの部分が狭くなって，頭が出にくくなっていることです．

　難産にともなって，その時のトラブルが赤ちゃんの脳に重大な影響を与えることが，しばしばあります．

13-3　受精卵から脳へ

　すべての細胞は，細胞が分裂することによって生まれてきます．ただし，受精卵に限っては，卵子と精子がそれぞれの染色体を持ち寄って融合することによりできあがります．そのあと，受精卵はどんどん分裂して，いろいろな細胞に分化していきます．さまざまな臓器が，そこからできてくるのです．

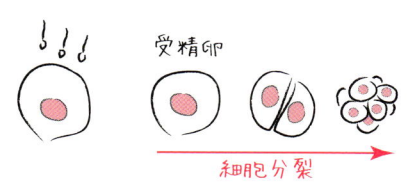

・神経管

　脳と脊髄のもとは，チューブのようなかたちをしている，神経管としてはじまります．脊髄は，ほぼ，そのかたちを保ったまま，発達していきます．脳は，途中でかなりかたちを変えながら発達します．

　チューブの前の方で，三つふくらみができます．脳になるもとです．前から順に，前脳・中脳・後脳とよばれています．図では，中の空間も見え

119

るように，断面で示しています．

　前脳からは，さらに横の方へとふくらみができて，左右の大脳皮質のもとになります．大脳半球のつけねにある，壁の厚い場所からは，大脳深部の核や視床ができてきます．中脳はそのまま中脳に，後脳からは，小脳や延髄などができてきます．

```
大脳半球
前脳
中脳
後脳
脊髄につづく
```

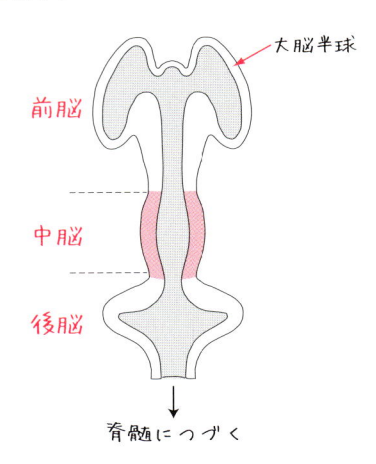

　図で見ることのできる，中の空間は，そのまま脳の内部の空間である，脳室になります．

　脊髄では，神経管のかたちはあまり変化しません．ほぼチューブのままです．

　脳の発生の途中経過について，各段階ごとに順に知ることにより，できあがった脳のいろいろな部分のなりたちが，理解しやすくなります．

えら
　人間には「えら」はできないのですが，胎児のごく早い時期には，えらの元になる部分ができます．それが変化していろいろな部分（特に頭部の

さまざまな器官）を作っています．いろいろな脳神経との関係が深い部分です．（えらといっても，よく見る魚のえらとは少し様子が異なります．ヤツメウナギ[八つ目鰻]のえらの穴のように，前後にいくつもあいています．）

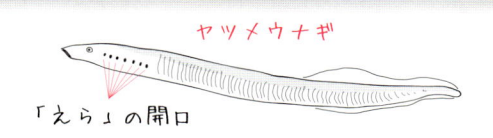

ヤツメウナギ
「えら」の開口

13-4　生後の発達

　生後も，脳はいろいろと変化し続け，結果として赤ちゃんのときにはできなかったことが，いろいろと出来るようになってきます．話すことや，立って歩くことは，生後1年くらいからはじまります．読み書きは，もっとずっと遅くなります．

　昔は，胎児の脳の中でのみ，ニューロンが新しく分裂により生まれてきて，生後に増えることはないと信じられていました．ようやく最近になって，ニューロンが新たに生まれてくる（新生する）ことが，大人になっても嗅球や海馬の近くでおきていることが，わかってきました．

13-5　大人の脳

　変化の程度はそうとうに小さくなるのですが，大人の脳になっても脳は変化します．シナプスレベルや，さらに細かいレベルの変化が脳のなかでは常におこっています．脳の可塑性〔かそせい〕とよばれています．逆に考えてみましょう．大人の脳が，完璧に完成されたもので，脳にいかなる変化も全くおきないとすると，大人になると，新しいことが全く覚えら

れなくなってしまうという結論になってしまいます．そんなことは，ないですね．

　さらに年を取って老人になると，脳の可塑性が少なくなってだんだんと物覚えが悪くなることでしょう．また，いろいろな異常物質が．脳内(ニューロン内)に．貯まっていくといった変化も，現在注目されています．こういった脳の変化と，認知症などとの関連がいろいろと調べられています．高齢化社会への対応は，現在の日本社会の課題となっています．

13-6　系統発生

　最後に，系統発生がどんなものか簡単に紹介するために，さまざまな脊椎動物の脳を，見比べてみましょう．図では比較しやすいように，中脳にのみ色をつけてあります．ハト以外の動物では，嗅球が一番前に見られます．(図の上のほう．) それぞれの動物の生活にあわせて，脳の各部が発達し，結果としていろいろな場所の発達の具合が変わっています．そのせいで，全体のかたちがそれぞれ違って見えます．また，たとえば小脳は，ハトやハリネズミになってはじめてよく発達して，表面に細かなシワのあるかたまりとして見ることができるようになります．

　この図では，各脳の縮尺が異なります．ハトやハリネズミの脳は，ほかの動物に比べて，実際にはずっと大きいサイズです．

第13章　脳ができるまで

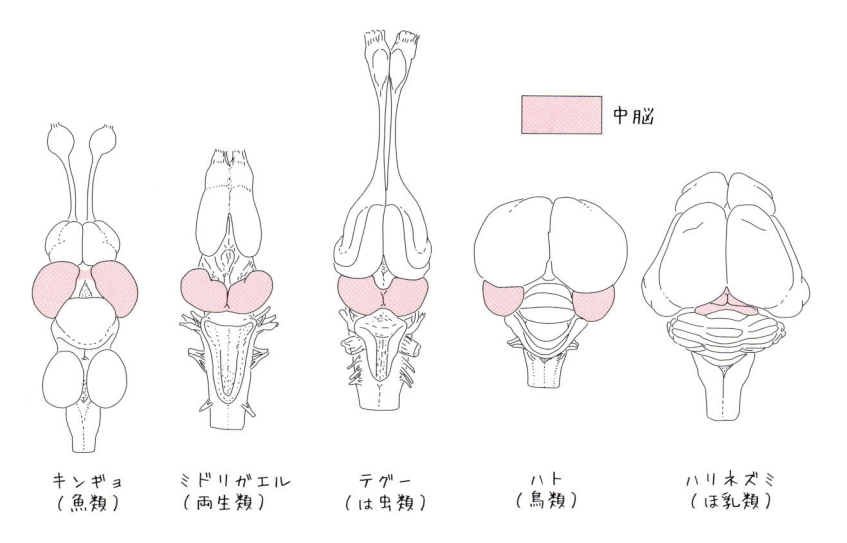

中脳

キンギョ
（魚類）

ミドリガエル
（両生類）

テグー
（は虫類）

ハト
（鳥類）

ハリネズミ
（ほ乳類）

いろんな脊椎動物の脳（背側面）

Nieuwenhuys et al. The Central Nervous System of Vertebrates, 1998, Springer から改変

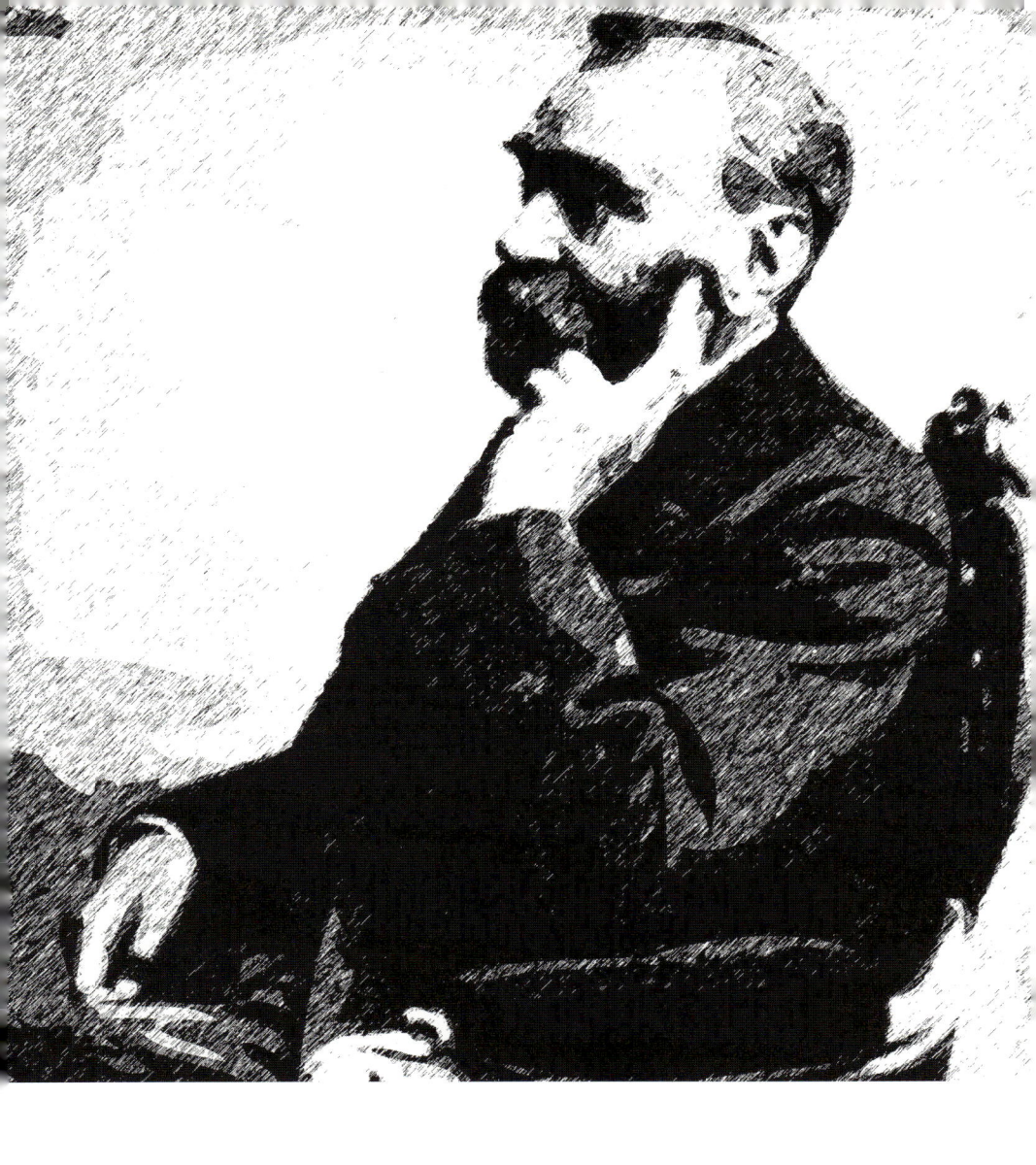

第 14 章　脳研究の歴史

第14章　脳研究の歴史

14-1　ノーベル賞といろいろな脳研究

　ようやく，最終章にたどり着きました．

　脳の研究自体にも，長い歴史があります．過去を振り返って，いまわかっている事実が，誰によってどのように発見されたかを知るのは，とても興味深いことです．面白そうなエピソードもたくさんあります．しかし，膨大な数の発見のひとつひとつについて，時間を追って説明していくのは，この本にはふさわしくないようです．

　ここでは，ちょっと視点を変えて，過去のノーベル賞の受賞者をしらべて，脳の研究で受賞した仕事や，現在の脳の研究の基礎となっている業績をピックアップしてみましょう．ノーベル賞自体が，最も有名な科学賞であることも理由のひとつですが，その授賞が開始されたのが1901年で，20世紀から今世紀にかけて急速に進歩してきた脳研究を見渡すのに，ちょうどいいのも理由です．

　やや難しい用語も出てきますが，できるだけこれまで学んできたことと関連付けて，解説を進めていくこととします．研究の最前線の歴史を，雰囲気だけでも感じ取ってもらいたいと考えています．

14-2　年代順の受賞者と業績

　以下，年代順に記載していきますが，特記していない場合は，医学生理学賞です．

1904　パブロフ　消化生理の研究

犬を使った条件反射の研究を，聞いたことがあるかもしれません．いつも，エサを与えるときに，ベルの音を聞かせていると，そのうちにベルの音だけで，唾液が出てくることを見つけたのでした．

1906　ゴルジ，カハール　　神経系の構造

このふたりは，解剖学者で，同時受賞しましたが，仲が悪かったそうです．ニューロン間の関係について，すべてのニューロンが境目なしに直接つながっているのか，あるいは，ひとつひとつが細胞膜で隔てられているのかという点について，論争していたのでした．電子顕微鏡による，シナプスの発見以前のことです．カハールは，皮肉なことに，ゴルジの考案したゴルジ染色法をもちいて，精力的に脳のありとあらゆる場所を調べました．

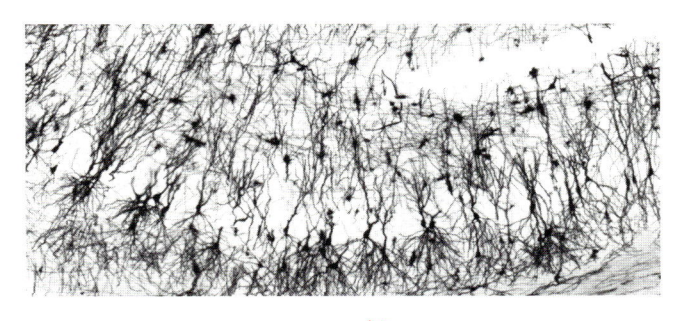

ゴルジ染色

1914　バーラーニ　　内耳系の生理学

いまでも耳鼻科で使われている，カロリックテストを始めた人です．カロリックテストとは耳の穴に冷たい水やお湯を入れて，内耳を刺激して，わざとめまいをおこさせる検査です．

1927　ヤウレック　　進行麻痺に対するマラリア接種治療

性病の一種である梅毒の原因菌は，スピロヘータです．スピロヘータ感染が脳におよぶと，精神症状がでるようになります（進行麻痺）．マラリアを接種して，高熱が出ることを利用した進行麻痺の治療法で受賞しました．（現在はおこなわれていません．抗生剤による治療が中心です．）ちな

みに，進行麻痺患者の死後の脳内のスピロヘータを発見して，原因をつきとめたのが野口英世です．

1932　シェリントン，エイドリアン　ニューロンの機能に関する発見

　このふたりは，電気現象を見ることによって，ニューロンのはたらきを探る，電気生理学者です．シェリントンは，脊髄での反射について研究しました．エイドリアンは感覚のしくみについて調べました．

1936　デール，レーヴィ　ニューロンの化学的伝達に関する発見

　デールは，神経伝達物質の一種である，アセチルコリンを発見しました．また，神経伝達物質の種類によって，ニューロンを分類できると考えました．レーヴィは，シナプスでは化学的な情報伝達が行われていることを証明しました．

1939　ローレンス　サイクロトロンの発明　物理学賞

　人間の脳のイメージングの一種である，ポジトロン断層法（PET）の実際の利用時には，放射性物質が必要です．これを作るために，加速器の一種であるサイクロトロンが使われています．このサイクロトロンを開発したのがローレンスです．

1944　アーランガー，ガッサー　個々の神経線維の高度な分化

　共同で神経線維の分類をおこない，そのはたらきをしめしました．

1949　ヘス　内臓の活動に影響する視床下部の研究

　脳の中の視床下部が，内臓の活動に及ぼす影響について詳しくしらべました．

1949　モニス　精神病に対する外科治療

　精神疾患の患者に対する外科的治療の開発によって，受賞しました．大脳皮質の内でも，前頭葉の切除（ロボトミー）によって，患者がおとなし

第 14 章　脳研究の歴史

くなるとして，手術は世界中に普及しましたが，その後，自発性が失われるなどの副作用が注目されるようになり，手術はおこなわれなくなりました．問題のあった，ノーベル賞のケースとして，有名です．（もうひとつ有名なケースは，1926年のフィビガーの受賞です．胃がんが寄生虫によって引きおこされるという，誤った説へのものです．）

1952　ブロッホ，パーセル　核磁気共鳴　物理学賞

　核磁気共鳴の原理的な研究です．この理論が応用されて後の核磁気共鳴画像（MRI）につながっていきます．

1961　ベケシー　内耳蝸牛における刺激の物理的機構の発見

　内耳の中での，音の振動の伝わり方を調べた研究で受賞しました．

1963　エックルス，ホジキン，ハクスリー　ニューロンの活動電位の研究

　エックルスは，シナプスによる伝達のしくみを電気生理学的に研究しました．ホジキンとハクスリーはイカの神経の軸索を実験に使って，ニューロンの電気的な現象である，活動電位が発生するしくみを詳しく調べました．

1967　グラニト，ハートライン，ワルド　網膜の研究

　網膜の電気的な応答や，網膜での光の受容に関連する色素の研究での受賞．

1970　カッツ，オイラー，アクセルロッド　神経伝達物質の研究

　シナプスでの神経伝達物質の貯蔵・放出・不活化のしくみをあきらかにしました．1906年ごろのゴルジとカハールの論争のもとであったシナプスについて，総合的に解明されたことがこの時期までには認知されたといえるでしょう．

1973　ローレンツ，フリッシュ，ティンバーゲン　動物行動学
　　動物行動学者の3名にあたえられ，ずいぶんと話題になりました．分子生物学，生理学などを中心に，よりミクロの話が今後のノーベル賞の中心になっていくであろうという予想に，反するものだったからです．

1977　ギルマン，シャリー，ヤロー　脳のペプチドホルモン
　　ギルマンとシャリーが，視床下部から放出される脳のペプチドホルモンの発見を巡って，激しい先陣争いをしたことはよく知られています．ヤローは微量のホルモンを測定するための技術である，ラジオイムノアッセイの開発者です．

1979　ハウンズフィールド，コーマック　コンピュータ断層撮影法（CT）の開発
　　X線を使って，新しい断層撮影法を開発し，脳やいろいろな臓器の病気の診断技術をおおきく向上させました．

1981　スペリー　大脳皮質の機能分化（左右差）の研究
　　手術で脳梁を切断した人について，左右の大脳皮質のはたらきの差を明らかにしました．

1981　ヒューベル，ウィーゼル　大脳皮質視覚野の機能
　　このふたりは共同で，大脳皮質一次視覚野を中心に，目で見るかたちに反応するニューロンについて，電気生理学的に解析しました．

1986　レーヴィ＝モンタルチーニ，コーエン　神経成長因子の発見
　　神経成長因子は，ニューロンの軸索の成長や，ニューロン修復をささえるタンパク質です．

1986　ルスカ　電子顕微鏡の設計　物理学賞
　　最初の電子顕微鏡を作った功績に対してのものです．実際に作ったのは，

1931 年のことです．50 数年の歳月をおいて，受賞しました．実際の仕事から，賞の授与までにはある程度の期間があるのは普通ですが，このケースでは特に長いものでした．

1991　ネーア，ザックマン　イオンチャネルの研究，パッチクランプ法の開発

　パッチクランプ法という，新らしい電気生理学の実験手法により，イオンチャンネルのひとつひとつの開閉を，実際に見ることができるようになりました．

1994　ギルマン，ロッドベル　G タンパク質と細胞内情報伝達

　G タンパク質は，細胞内の小さなタンパク質で，細胞内で情報を伝える役割を持っています．G タンパク質共役型受容体と，標的になるチャネルや酵素の間にはいって，情報を伝えます．

1997　スコウ　ナトリウム - カリウムポンプの発見　化学賞

　ナトリウム - カリウムポンプは，ニューロンの内と外の環境のイオン濃度の差を作り出しています．この差が，ニューロンの電気的活動の基礎となっています．

2000　カールソン　パーキンソン病の研究

　パーキンソン病について研究し，ドーパミンの欠乏が原因であることを明らかにし，L- ドーパの治療効果を示しました．

2000　グリーンガード　ニューロン内の細胞内情報伝達系

　神経伝達物質が細胞内情報伝達系に与える影響の研究をしました．

2000　カンデル　無脊椎動物の条件付け学習

　アメフラシという無脊椎動物を使って，条件づけ学習のしくみを分子レベルで細かく研究しました．

2003　ラウターバー，マンスフィールド　核磁気共鳴画像法（MRI）

　核磁気共鳴画像法（MRI）は本書の中でも何回かふれた，断層撮影法です．X線を使っていないので，その点での副作用は少ないのですが，磁場を利用するので，金属（ペースメーカーや血管のクリップなど）があると使えないのが欠点です．

2003　マキノン　イオンチャネルの構造と機能　化学賞

　X線結晶構造解析という方法を使って，カリウムチャネルの構造を明らかにしました．カリウムチャネルは，細胞の膜にあってカリウムイオンの通りみちとなっているタンパク質です

2004　アクセル，バック　匂い受容体の発見

　匂い受容体の遺伝子ファミリーの発見．（匂いの受容体は嗅上皮の細胞の表面にあります．）

2005　カーネマン，スミス　行動経済学と実験経済学という新研究分野の開拓　経済学賞

　人間の経済的な行動について，心理学的な影響を調べました．人間は，かならずしも，常に数学的に合理的な選択をするわけではないことを示しました．さらに，こういった選択の基盤となっている脳のしくみを調べることは，神経経済学とよばれています．

2008　下村，チャルフィー，ツェン　緑色蛍光タンパク質（GFP）の発見と応用　化学賞

　GFPはタンパク質で，遺伝子もわかっています．細胞に遺伝子を取り込ませるときに，GFPの遺伝子を同時に取り込ませることにより，細胞が本当に取り込んだかどうかを，確認できるのです．GFPは緑色の蛍光をだし，蛍光顕微鏡によって観察可能だからです．（参照：第14章の扉絵，大脳皮質の発生）

2012　レフコウィッツ，コビルカ　Gタンパク質共役型受容体の研究
化学賞

　Gタンパク質共役型受容体とは，細胞膜にある受容体のうち，細胞内の小さなタンパク質である，Gタンパク質を介して情報を渡す性質のものをいいます．代謝調節型受容体ともよばれています．匂い受容体，ドーパミン受容体，アセチルコリン受容体など多数あります．

　これらの業績のほかに，ワトソンとクリックのDNAの構造についての有名な発見をはじめとして，分子生物学や免疫学に関連した受賞者が，数多くいます．あまりに多くなりすぎるので，脳に直接にかかわらないものは割愛しましたが，こういった業績に基づく方法論も，現在の脳研究では盛んに用いられています．今後もますます，重要度を増していくことでしょう．

あとがき

　くどいようですが，脳についての知識は膨大です．それだけに，くじけずに意欲を持って，系統的に学習を続けていかなければいけません．

　昔からよく，勉強はらせん階段を上るように進めるのがいいといわれています．同じところで，何周もまわるのですが，一周ごとに少しずつ，高く上がっていくといった意味です．本書はらせん階段の最初の一周でしかありません．つぎには，参考文献としてあげた本などの，より難しい本に挑戦していきましょう．今後さらに詳しく学んでいって，実際の仕事や研究につなげていってもらえるよう，祈っています．

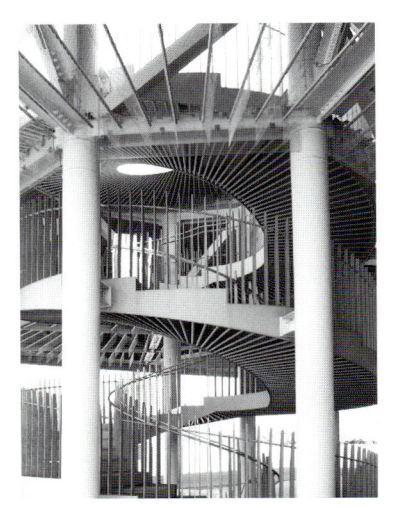

　本書についての感想や，誤りの発見などがありましたら，いつでもメールでご連絡ください．(tokuno-hr@igakuken.or.jp)

　本書の内容についての多くの貴重なご意見を，東京女子医科大学医学部解剖学教室講師の本多祥子さんよりいただきました．ここに記して感謝いたします．

　本書のために貴重な画像を提供してくださったのは，
・情報通信研究機構　未来ICT研究所　宮内　哲 研究員　（MRI）
・東京都医学総合研究所　丸山千秋 研究員（大脳皮質の発生）
・　　　　同　　　　　守屋敬子 研究員（培養ニューロン）

・東京医科歯科大学　中村泰尚 名誉教授（電子顕微鏡写真）

です．ありがとうございました．

　本書に使われている脳と脊髄の組織画像は，東京都医学総合研究所の田中いく子さんと海津敬倫さんによるものです．日ごろからのご協力への感謝もふくめて，お礼をのべたいと思います．

参考文献

Watson, Kirkcaldie, Paxinos, 徳野博信 訳（2012）脳 -「かたち」と「はたらき」. 共立出版

・脳の勉強のらせん階段の二周目には，この本をおすすめします．フルカラーの本で見てて楽しく，さらに脳について学んでいくにのにピッタリだと思います．

Watson, Kirkcaldie, Paxinos (2010) The Brain: An Introduction to Functional Neuroanatomy. Academic Press, Elsevier

・上の本の，原著です．現代風の簡明な英語で書かれています．みなさんの中には，将来は脳の研究をしてみたいと思っている人も，数多くいることと思います．現在の科学研究では，英語論文の読み書きが，必須です．若いときから英語の教科書を読む訓練することは，とてもいいことです．

Bear, Connors, Paradiso, 加藤宏司，後藤薫，藤井聡，山崎良彦 訳 (2007) 神経科学 - 脳の探求． 西村書店

・687 頁の大著で，さらに詳しく脳についての勉強をしていくのに，最適な教科書です．分量的に読み通すのはたいへんかもしれませんが，バランスよく，また，明快に書かれています．さらにやる気のある方は，この本の原著に挑戦してみるのも，いいかもしれません．

さくいん

【あ】

アセチルコリン　128
頭　10
アトラス　39

【い】

意識　102
意識障害　103
意思決定　99
一次運動野　89
一次感覚野　81
一次視覚野　130
一次体性感覚野　71

【う】

ウイリス動脈輪　30
運動　84
運動神経　84
運動ニューロン　84
運動の記憶　98

【え】

MRI　36, 129, 132
えら　120
延髄　31

【か】

介在ニューロン　87
灰白質　20, 34
顔　111
カクテルパーティー効果　99
角膜　72
可塑性　121
過敏性腸症候群　26
感覚　70
感情　100
杆体　74

【き】

記憶　96
嗅覚　78
嗅球　80
嗅上皮　78
嗅神経　79
筋委縮性側索硬化症　85

【く】

組み合わせの数　64
くも膜下出血　30
クリューバー・ビューシー症候群　100

【け】

系統発生　118, 122
頸動脈　29
言語　114, 115
原始的な神経系　12

【こ】

交感神経　25
高次　94
後脳　119
交連線維　113
黒質　89
個体発生　118
鼓膜　75
ゴルジ染色　127

【さ】

細胞　44

【し】

CT　36, 130
視覚　72
耳管　76
軸索　46
軸索終末　46
視床　70
視床下部　80, 91, 128, 130
耳小骨　75
視神経　73

失語症　115
シナプス　48
シナプス小胞　48
尺骨神経　24
樹上生活　109
樹状突起　46
受精卵　119
出力　66
受容器　24
受容体　77
条件反射　127
小泉門　18
小脳　89
小脳皮質　57
情報　7, 62
自律神経　25
進化　7
神経解剖学　59
神経核　54
神経管　119
神経成長因子　130
神経伝達物質　49, 129
新生　121
深部感覚　72

【す】

推尺障害　111
髄鞘　47
錐体　74
睡眠　104

さくいん

ステロイドホルモン　101
ストレス　101
3D　110

【せ】

生殖　68
脊髄　34
脊髄神経　23
脊椎　14
脊椎動物　14
摂食　68
摂水　68
線条体　89
前脳　119

【そ】

層構造　57
組織化学染色　45

【た】

体性感覚　71
体節　14
大泉門　18
大脳深部の核　89
大脳皮質　57
多細胞　10
短期の記憶　96
単細胞　10
淡蒼球　89

【ち】

注意　98
中枢神経系　20
中脳　21, 119
聴覚　74
腸管神経系　25
長期の記憶　97
跳躍伝導　48

【つ】

椎骨動脈　30

【て】

電子顕微鏡　50, 130
伝導路　58

【と】

投射路　58
ドーパミン　102
特殊感覚　71

【な】

内耳　75, 129
内耳神経　75
内臓感覚　71

【に】

二次感覚野　81
日周リズム　104

ニッスル染色　45, 54
入力　66
NeuN 染色　56
ニューロン　45
認知症　97

【の】

脳下垂体　91
脳梗塞　30
脳挫傷　20
脳室　35
脳神経　23
脳震盪　20
脳脊髄液　19, 35
脳卒中　30
脳定位手術　40
脳内出血　30
脳梁　113, 114

【は】

パーキンソン病　2
把握反射　86
白質　20, 34
白内障　73
反射　85

【ひ】

PTSD　101
ピクセル　64
病気　7

表情筋　111
鼻涙管　80

【ふ】

副交感神経　25
不随意運動　90

【へ】

平衡感覚　77
PET　128
扁桃体　100

【ほ】

防御　68
報酬系　102
歩行　88
哺乳　111
ホメオボックス遺伝子　15
ホルモン　91

【ま】

末梢神経系　23
麻痺　90

【み】

味覚　77
ミクロトーム　35
脈絡叢　35

【む】

無髄線維　47
無脊椎動物　22

【め】

免疫染色　45

【も】

網膜　72, 129

【ゆ】

有髄線維　47

【り】

両眼視　74

【れ】

霊長類　108

【ろ】

ロボトミー　128

著者紹介

徳野　博信（とくの　ひろのぶ）

東京都医学総合研究所脳構造研究室・研究室長・医学博士

著訳書：

- The Marmoset Brain in Stereotaxic Coordinates. Paxinos, Watson, Petrides, Rosa, Tokuno. 2011, Academic Press, Elsevier.
- 脳－「かたち」と「はたらき」．2012．翻訳．共立出版．

脳入門のその前に *First Steps in Brain Science*	著者　徳野博信　©2013 発行　**共立出版株式会社**／南條光章 　　　東京都文京区小日向 4-6-19 　　　電話　東京(03)3947-2511 番（代表） 　　　郵便番号 112-8700 　　　振替口座 00110-2-57035 番 　　　URL　http://www.kyoritsu-pub.co.jp
2013 年 8 月 25 日　初版 1 刷発行	印刷 製本　藤原印刷
検印廃止 NDC 491.17, 491.171, 491.37, 　　　491.371, 493.7 ISBN 978-4-320-05730-2	一般社団法人 自然科学書協会 会員 Printed in Japan

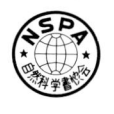

JCOPY ＜(社)出版者著作権管理機構委託出版物＞

本書の無断複写は著作権法上での例外を除き禁じられています．複写される場合は，そのつど事前に，(社)出版者著作権管理機構（電話 03-3513-6969，FAX 03-3513-6979，e-mail: info@jcopy.or.jp）の許諾を得てください．

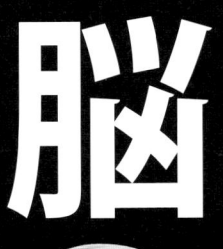

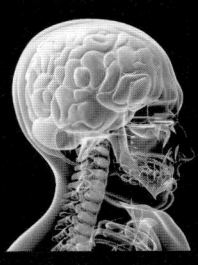

脳 かたちとはたらき

C. Watson
M. Kirkcaldie
G. Paxinos
［著］

徳野博信
［訳］

共立出版

神経解剖学（脳の解剖学）は一般に複雑・難解で、学生を常に悩ませています。本書の原著者は、世界で標準的に使われていて、またもっとも引用されている、ラット脳のアトラス（地図帳）の著者で、脳のすみずみにわたって深い知識を持っています。そんな著者による初学者むけの教科書がこの本です。

1. 重要な点にしぼって、コンパクトに解説されています。神経解剖学にありがちな、分厚く読みづらい本ではありません。
2. 130以上の美しいカラー図版（脳の組織像、模式図など）が、読者の理解を助けます。
3. 最新の神経科学や分子生物学の成果も取り入れて解説されています。
4. 意識、記憶、感情、脳の病気などについても、入門者向けの説明をしています。
5. 1章をさいて脳の発生についても解説しています。
6. 最終章では、研究方法について図解しています。
7. 巻末には用語解説もあります。
8. 訳者は、原著者の共同研究者であり、訳出時には疑問・不明点の詳細について頻繁に連絡してきました。現時点では、この訳書が世界中でもっともアップデートされた内容になっています。

CONTENTS

第1章	ニューロンとシナプス
第2章	中枢神経系の基本—脳と脊髄
第3章	脳の地図
第4章	末梢神経系
第5章	命令と制御—運動系
第6章	情報の収集—感覚系
第7章	人間の大脳皮質
第8章	高次の脳機能—意識・学習・記憶・感情
第9章	悪くなったとき—脳の病気と損傷
第10章	脳と脊髄の発生
第11章	脳の研究方法
付録A	電位と細胞膜
付録B	怪しい名前［総集編］
付録C	各章扉絵について

さらに勉強するために
用語集／参考文献／索引

A4判・上製ハードカバー
224頁・フルカラー印刷
●定価（本体5,500円＋税）

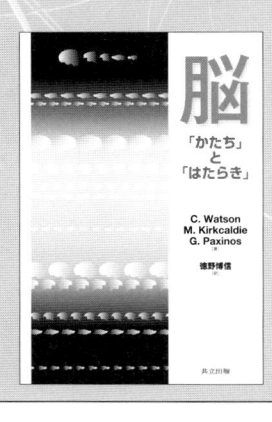